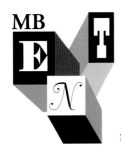

JN095121

編集企画にあたって……

　顔面神経麻痺は国内で年間約5万人が発症する，稀ではない疾患である．Bell 麻痺と Ramsay Hunt 症候群でおよそ8割を占め，治療後の治癒率は約80％と，比較的予後は良好である．しかし裏を返せば2割の患者は治癒に至らず，病的共同運動や顔面拘縮などの後遺症と生涯にわたって付き合うことになる．私たち耳鼻咽喉科医は顔面神経麻痺診療の中心を担っていると自負しているが，世間一般はどうであろうか．2021 年に日本耳鼻咽喉科頭頸部外科学会が非医療従事者を対象としたインターネット調査では，顔面神経麻痺が耳鼻咽喉科で治療できると思う人はわずか 23.5％というショッキングな数字であった．

　耳鼻咽喉科における今までの顔面神経診療は急性期治療に重点が置かれてきた．主に速やかに消炎を図り神経変性を抑制するステロイド，抗ウイルス薬投与と，神経再生を促す目的で重症例に行う顔面神経減荷術である．他方，治癒しなかった患者の症状緩和，QOL 向上を目指す治療への取り組みは十分であったとは言い難い．急性期診療がほぼ確立された今，治らなかった患者を救うことで顔面神経麻痺診療は真に完結すると言える．

　本号は ENTONI 誌では No.111（2010 年2月号），No.198（2016 年 10 月号），No.203（2017 年3月号）に次いでの顔面神経麻痺特集号である．この間も顔面神経麻痺に関する知識や診療は進歩し，多くの論文を集めたシステマティック・レビューによりステロイド投与の高いエビデンスを始め，抗ウイルス薬やリハビリテーションの有効性が証明された．このエビデンスに基づく各治療の推奨度については，近々日本顔面神経学会から発刊予定の「顔面神経麻痺診療ガイドライン」のなかで詳しく解説されることになっている．しかし診療ガイドラインはあくまで標準的な治療・検査が中心で，痒いところに手が届くような診療のコツの解説は通常含まれない．

　本号では顔面神経麻痺診療各分野のエキスパートの先生方に，エビデンスに重きを置きつつも実践的な投薬や評価法，手術手技，リハビリテーションなど，コツも含めた解説をお願いした．また患者説明にも役立つ疫学や患者の心理的諸問題，形成外科的手術やボツリヌス毒素治療など，非治癒・後遺症に悩む患者に寄り添う項目にも十分なページを割いた．執筆者全員が熱心に取り組んで下さり，素晴らしい解説集となった．診療ガイドラインとともに本号が先生方の顔面神経麻痺診療の一助となれば望外の喜びである．そして現場で診断・治療の判断に悩まれた時には，2022 年に始まった日本顔面神経学会の「顔面神経麻痺相談医」ならびに「顔面神経麻痺リハビリテーション指導士」制度を是非活用していただきたい．

2023 年2月

萩森伸一

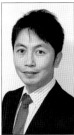

東　貴弘
（あずま　たかひろ）

2001年	徳島大学卒業　同大学医学部耳鼻咽喉科入局
2007年	耳鼻咽喉科専門医
2010年	徳島大学医学部耳鼻咽喉科，助教
2012年	医学博士
2016年	米国ミネソタ大学医学部耳鼻咽喉科留学
2018年	徳島大学医学部耳鼻咽喉科，講師

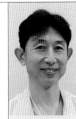

田邉　牧人
（たなべ　まきと）

1990年	京都大学卒業　同大学耳鼻咽喉科入局　神戸市立中央市民病院耳鼻咽喉科，研修医
1992年	同科，専攻医
1995年	京都大学大学院入学
1997年	神戸市立中央市民病院耳鼻咽喉科，副医長
2002年	西神戸医療センター耳鼻咽喉科，部長代行
2008年	耳鼻咽喉科サージクリニック老木医院　山本中耳サージセンター，所長代行

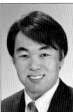

林　礼人
（はやし　あやと）

1995年	順天堂大学卒業
1997年	同大学医学部形成外科学講座，専攻生
2003年	同大学大学院形成外科学講座大学院修了
	同大学医学部附属静岡病院形成外科，医長
2005年	米国ワシントン大学セントルイス校留学
2007年	順天堂大学医学部形成外科学講座，准教授
2011年	同，先任准教授
2012年	東京医科大学皮膚科学講座兼任准教授
2017年	順天堂大学医学部形成外科学講座，教授
	同大学附属浦安病院形成外科・再建外科，教授
2022年	横浜市立大学医学部形成外科学講座，主任教授

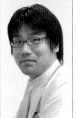

綾仁　悠介
（あやに　ゆうすけ）

2011年	大阪医科大学卒業
2013年	同大学耳鼻咽喉科入局
2015年	大阪府済生会中津病院耳鼻咽喉科・頭頸部外科
2016年	市立ひらかた病院耳鼻咽喉科　大阪医科大学大学院修了
2017年	同大学耳鼻咽喉科・頭頸部外科，助教(准)
2018年	同，助教
2022年	大阪医科薬科大学耳鼻咽喉科・頭頸部外科，講師(准)

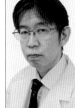

仲野　春樹
（なかの　はるき）

1998年	山形大学卒業　大阪医科大学部整形外科および関連病院で研修
2007年	大阪医科大学大学院医学研究科博士課程修了　同大学医学部附属病院リハビリテーション部
2010年	同部，助教
2011年	大阪医科大学リハビリテーション医学教室，助教
2016年	同，講師
2021年	大阪医科薬科大学リハビリテーション医学教室，講師

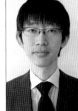

藤原　圭志
（ふじわら　けいし）

2002年	北海道大学卒業　同大学耳鼻咽喉科入局
2010年	同大学大学院医学研究科病態制御学専攻博士課程修了
2013年	同大学耳鼻咽喉科・頭頸部外科学教室
2017年	同，助教
2019年	同，講師

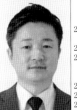

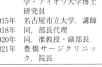

稲垣　彰
（いながき　あきら）

2000年	名古屋市立大学卒業　同大学耳鼻咽喉科入局
2005年	同大学大学院修了
2009～12年	米国エモリー大学・アイオワ大学博士研究員
2015年	名古屋市立大学，講師
2018年	同，部長代理
2020年	同，准教授・副部長
2021年	豊橋サージクリニック，院長

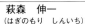

萩森　伸一
（はぎのもり　しんいち）

1989年	大阪医科大学卒業　同大学耳鼻咽喉科学教室入局
1992年	大阪府済生会中津病院耳鼻咽喉科
1996年	大阪医科大学耳鼻咽喉科，助手
1998年	米国ピッツバーグ大学医学部耳鼻咽喉科，Research Fellow
2000年	大阪医科大学耳鼻咽喉科，講師
2005年	同，准教授
2017年	同，専門教授
2021年	大阪医科薬科大学耳鼻咽喉科・頭頸部外科，専門教授

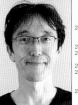

古川　孝俊
（ふるかわ　たかとし）

2003年	同大学医学部耳鼻咽喉科入局
2004年	米沢市立病院耳鼻咽喉科
2005年	山形県立新庄病院耳鼻咽喉科
2007年	山形大学医学部耳鼻咽喉科医学博士
2010年	山形大学医学部耳鼻咽喉科，助教
2018年	イタリア Verona 大学・Modena 大学へ留学　山形大学医学部耳鼻咽喉科，助教
2020年	山形県立新庄病院耳鼻咽喉科

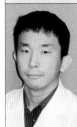

江崎　伸一
（えさき　しんいち）

2001年	名古屋大学卒業
2003年	名古屋市立大学耳鼻神経感覚医学分野入局
2010年	同大学大学院，博士課程修了
2011年	同大学大学院耳鼻咽喉・頭頸部外科，助教
2012年	米国ハーバード大学マサチューセッツ総合病院，博士研究員
2015年	名古屋市立大学大学院耳鼻咽喉・頭頸部外科学，助教
2018年	同，講師
2021年	同大学病院睡眠医療センター，副センター長

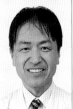

濵田　昌史
（はまだ　まさし）

1989年	高知医科大学（現，高知大学医学部）卒業　同大学耳鼻咽喉科入局
1990年	高知市立市民病院，研修医
1993年	高知医科大学医学部耳鼻咽喉科
1996～98年	米国ハーバード大学医学部留学
1999年	高知医科大学大学院博士課程修了　同大学医学部，助教
2006年	イタリア，ピアチェンツァ，グルッポ・オトロジコ（マリオ・サンナ教授）留学
2008年	東海大学医学部耳鼻咽喉科，講師
2013年	同，准教授
2019年	同，教授

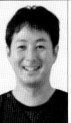

山田　啓之
（やまだ　ひろゆき）

1997年	愛媛大学卒業
2005年	同大学医学部耳鼻咽喉科・頭頸部外科，助教
2006年	市立宇和島病院耳鼻いんこう科
2008年	米国スタンフォード大学耳鼻咽喉科留学
2010年	愛媛大学医学部耳鼻咽喉科・頭頸部外科，助教
2014年	同，講師
2019年	同，准教授

CONTENTS

顔面神経麻痺を治す

編集企画／萩森伸一
大阪医科薬科大学
専門教授

Monthly Book ENTONI　No. 282／2023. 4　目次

編集主幹／曾根三千彦　香取幸夫

【ENTONI® （エントーニ）】
ENTONIとは「ENT」（英語のear, nose and throat：耳鼻咽喉
科）にイタリア語の接尾辞 ONE の複数形を表す ONI をつけ，
耳鼻咽喉科領域を専門とする人々を示す造語．

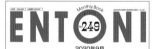
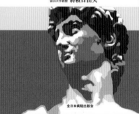

MB ENT, 282：1-8, 2023

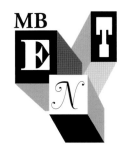

◆特集・顔面神経麻痺を治す

顔面神経麻痺の診断と疫学

古川孝俊*1　欠畑誠治*2

Abstract　顔面神経麻痺は障害部位により中枢性麻痺と末梢性麻痺とに大別されるが，耳鼻咽喉科領域でみられる顔面神経麻痺のほとんどは末梢性顔面神経麻痺である．顔面神経麻痺をきたす原因は数多くあるが，一般に末梢性顔面神経麻痺の 60～70％は Bell 麻痺であり，10～15％は Hunt 症候群が占める．疾患頻度は成人と小児との間で多少差があり，小児でも Bell 麻痺が最多であるが，Hunt 症候群，術後性・腫瘍性麻痺が少なく，外傷性・中耳炎性・先天性麻痺の割合が多い傾向にある．今回，顔面神経麻痺の原因を Bell 麻痺，Hunt 症候群，外傷性，腫瘍性，耳炎性，先天性，中枢性に分類し，それぞれの特徴について解説した．

Key words　Bell 麻痺（Bell's palsy），Hunt 症候群（Ramsay Hunt syndrome），外傷性顔面神経麻痺（traumatic facial palsy），腫瘍性顔面神経麻痺（facial nerve paralysis of neoplastic origin），耳炎性顔面神経麻痺（otogenic facial palsy），先天性顔面神経麻痺（congenital facial paralysis），中枢性顔面神経麻痺（central facial palsy）

はじめに

　顔面神経麻痺の原因には表 1 に示すように数多くの疾患がある．顔面神経麻痺は障害部位により中枢性麻痺と末梢性麻痺とに大別されるが，耳鼻咽喉科領域でみられる顔面神経麻痺のほとんどは末梢性顔面神経麻痺である．末梢性顔面神経麻痺はさらに障害部位により頭蓋内・側頭骨内・側頭骨外顔面神経麻痺に分けられるが，約 80％は側頭骨内麻痺が占めている[1]．一般に末梢性顔面神経麻痺の 60～70％は Bell 麻痺であり，10～15％は Hunt 症候群が占める．疾患頻度は成人と小児との間で多少差があり，小児でも Bell 麻痺が最多であるが，Hunt 症候群，術後性・腫瘍性麻痺が少なく，外傷性・中耳炎性・先天性麻痺の割合が多い傾向にある[2]．

　山形大学では顔面神経疾患の患者データを，独自の診療記録に記載し保存してきた[3]．2015 年には診療記録に Sunnybrook 評価表を含める小修正を加えている（図 1）．顔面神経麻痺の疫学的調査のため，山形大学で 1995～2014 年までに記録された顔面神経疾患の患者データ 2,751 例を対象に診療記録を後ろ向きに検討し，末梢性顔面神経麻痺，中枢性顔面神経麻痺，顔面けいれんを含むその他の疾患に分けて，患者人数を検討した[4]．末梢性顔面神経麻痺症例の内訳を表 2 に示す．Bell 麻痺が最多で，次いで Hunt 症候群・zoster sine herpete（ZSH），小脳橋角部・内耳道腫瘍，交代性・再発性顔面神経麻痺，外傷性顔面神経麻痺の順で多くなっていた．中枢性顔面神経麻痺については中枢神経変性，悪性腫瘍転移性・脳幹腫瘍，脳幹出血・梗塞の順に並んでいた（表 3）．その他疾患には顔面けいれんや眼瞼けいれんが含まれていた（表 3）．

*1　Furukawa Takatoshi，〒 996-0025　山形県新庄市若葉町 12-55　山形県立新庄病院耳鼻咽喉科，第二診療部副部長
*2　Kakehata Seiji，山形大学医学部耳鼻咽喉・頭頸部外科学講座，教授

表 1. 顔面神経麻痺をきたす疾患一覧

特発性	Bell 麻痺
感染性	Hunt 症候群，耳下腺炎，伝染性単核球症，ポリオ，髄膜炎，脳炎，梅毒，マラリア，水痘，破傷風，Lyme 病，トキソプラズマ，ジフテリア，Hansen 病，ムンプス，ボツリヌス
外傷性	側頭骨骨折，顔面外傷，周産期外傷
腫瘍性	耳下腺悪性腫瘍，小脳橋角部腫瘍，顔面神経鞘腫，中耳癌，グロームス腫瘍，白血病
中耳炎	急性中耳炎，真珠性中耳炎，慢性中耳炎，悪性外耳炎，結核性中耳炎
先天性	先天性片側下口唇麻痺，Möbius 症候群，Treacher Collins 症候群
代謝疾患	糖尿病，アルコール性ニューロパチー，重症筋無力症，ポルフィリン尿症，高カルシウム血症
全身疾患	サルコイドーシス(Heerfordt 症候群)，Guillain-Barre 症候群，Melkersson-Rosenthal 症候群，結節性動脈周囲炎
神経疾患	多発性硬化症，筋萎縮性側索硬化症，延髄空洞症
脳血管障害	脳出血，くも膜下出血，脳梗塞，モヤモヤ病
手術性	小脳橋角部手術，中耳手術，内耳手術，耳下腺手術，神経血管減圧手術，頸部手術
骨疾患	大理石病，過長茎状突起，fibrous dysplasia
その他	妊娠

顔面神経麻痺診療録 (......年.........月.........日記入)
(発生後+.......................日)

氏名：＿＿＿＿＿＿ 男・女 ＿＿＿＿ 才

診断：右・左 ＿＿＿＿＿＿

再 発 生(無・同側・対側)
家族発生(無・有)

発症：＿＿年＿＿月＿＿日 朝・昼・晩 初診：＿＿年＿＿月＿＿日

		ほぼ正常 (4)	部分麻痺 (2)	高度麻痺 (0)
1	安静時非対称			
2	額の皺寄せ			
3	軽閉眼			
4	強閉眼			
5	片目つぶり			
6	尾翼を動かす			
7	頬ふくらます			
8	下口唇下動			
9	口笛			
10	Grin			
小計				
合計				

検査項目	検者( )	
EMG		
ENoG	%	／
TMS	%	／
Stapedial Ref.	Rt:	Lt:
Blink Ref.	Rt R_1 R_2	Lt R_1 R_2
NET	Rt: mA Lt: mA	NED mA

治療開始(年 月 日) (+ 日)
施設名:
初診時 Score( )
減圧術(年 月 日) 施行
治療内容・合併症

H-B grade	I	II	III	IV	V	VI
Synkinesis	無し	軽度	中等度	高度		
Spasm	無し	軽度	中等度	高度		
Contracture	無し	軽度	中等度	高度		
Crocodile tear	無し	軽度	中等度	高度		

➢ Sunnybrook 評価表

安静時対称性 (健側と比較)

眼裂	正常	0
	狭小	1
	拡大	1
	眼瞼手術	1
鼻唇溝	正常	0
	消失	2
	浅い	1
	深い	1
口角	正常	0
	低下	1
	上転/外転	1
	得点	
安静時対称性×5 スコア		

随意運動の回復 (健側と比較) / 病的共同運動 (随意運動時の非対称性, 程度)

標準表情	運動なし	僅かに動く	少し動く	ほぼ正常	正常	なし	軽度	中等度	重度
額の皺寄せ	1	2	3	4	5	0	1	2	3
弱閉眼	1	2	3	4	5	0	1	2	3
開口微笑	1	2	3	4	5	0	1	2	3
前歯を見せる	1	2	3	4	5	0	1	2	3
口笛吹き	1	2	3	4	5	0	1	2	3
非対称性	著明	重度	中等度	軽度	正常				

病的共同運動 スコア

得点

随意運動得点×4 スコア

随意運動スコア−安静時対称性スコア−病的運動スコア＝総合スコア

耳鼻咽喉科

山形大学医学部附属病院 (S. P. C)

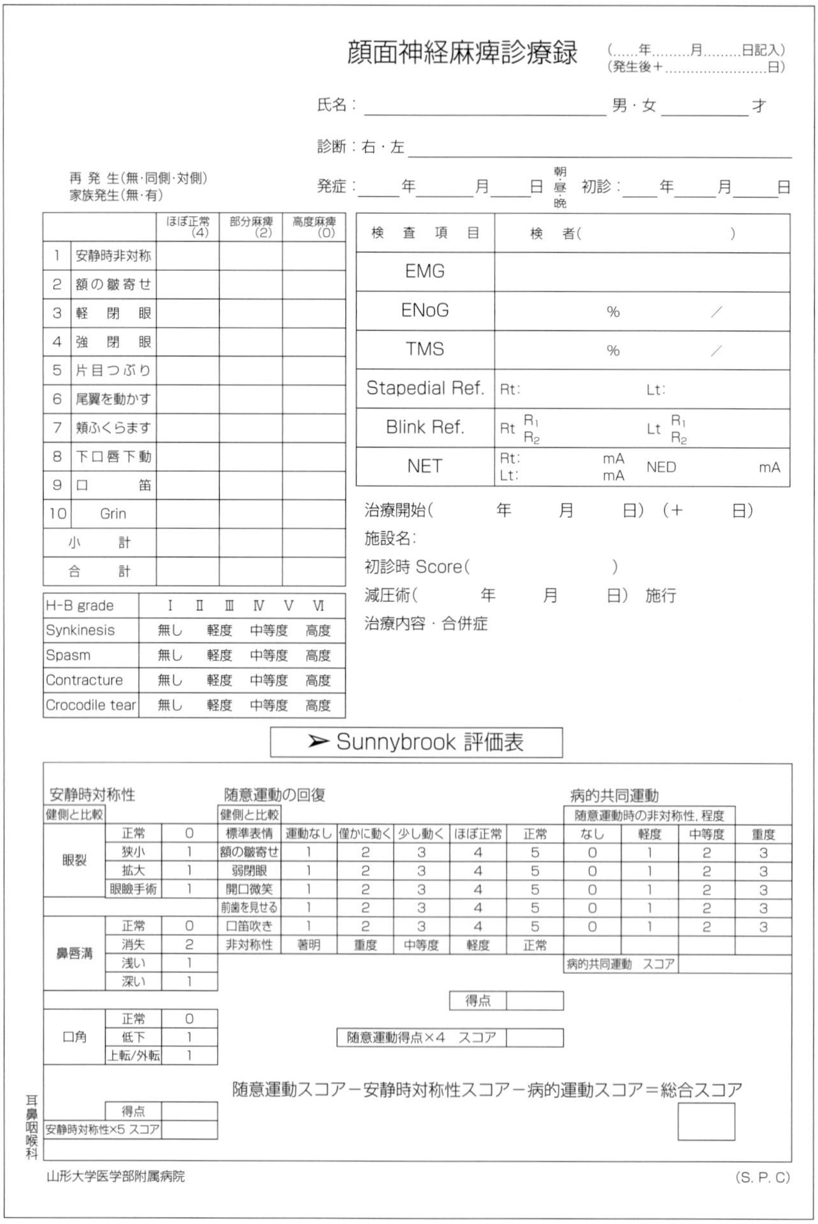

図 1. 山形大学における顔面神経疾患の独自の診療記録

表 2. 山形大学顔面神経外来における末梢性
顔面神経麻痺症例の内訳(n＝2,351)

疾患名	症例数(人)	割合(%)
Bell 麻痺	1,603	68.2
Hunt 症候群・ZSH	290	12.3
小脳橋角部・内耳道腫瘍	162	6.9
交代性・再発性顔面神経麻痺	140	6.0
外傷性顔面神経麻痺	73	3.1
唾液腺腫瘍性顔面神経麻痺	23	1.0
耳炎性顔面神経麻痺	15	0.6
顔面神経鞘腫	12	0.5
Guillain-Barre 症候群	11	0.5
先天性顔面神経麻痺	10	0.4
Sarcoidosis	8	0.3
中耳癌	4	0.2

表 3. 山形大学顔面神経外来における中枢性
顔面神経麻痺とその他疾患の内訳

中枢性顔面神経麻痺(n＝148)

疾患	症例数(人)	割合(%)
中枢神経変性	80	54.1
悪性腫瘍転移性・脳幹腫瘍	46	31.1
脳幹出血・梗塞	22	14.9

その他(n＝252)

疾患	症例数(人)	割合(%)
顔面けいれん	147	58.3
眼瞼けいれん	24	9.5
その他・詳細不明	81	32.1

次に，頻度の高い Bell 麻痺，Hunt 症候群，外傷性顔面神経麻痺，腫瘍性顔面神経麻痺，耳炎性顔面神経麻痺，先天性顔面神経麻痺，中枢性顔面神経麻痺の疫学・特徴について概説する．

各疾患の疫学・特徴

1．Bell 麻痺

1）疾患概念

Sir Charles Bell により人間の表情運動に顔面神経が関与することが初めて記載され，同時に顔面神経麻痺をきたす多くの疾患についても記載された[5]．Bell 麻痺の原因についてはまだ未解決の点も多いが，側頭骨内顔面神経の支配血管領域において局所貧血が生じ，これにより顔面神経の浮腫をきたし，この浮腫による圧迫はさらに顔面神経管内の虚血を助長，顔面神経の浮腫はさらに増悪していき悪循環をなして麻痺が成立するという病態生理が考えられている．

2）ウイルス感染の関与

Bell 麻痺の原因として，ウイルス感染の関与について様々な検討がなされてきた．PCR などの分子生物学的手法が発達し，ウイルス DNA の検索が行われるようになると，Murakami ら[6]やFuruta ら[7]が単純ヘルペスウイルス(HSV)の関与を報告し，以降 HSV の再活性化がクローズアップされている．また，初診時に Bell 麻痺と診断さ

れる症例の中にウイルス学的検査により水痘帯状疱疹ウイルス(VZV)感染が証明される例が10～20％程度あることがわかり[8][9]，このような症例はZSH として Hunt 症候群に分類されている．

3）疫学的事項

Bell 麻痺の発生率は，1986 年に Katusic らが報告したアメリカ Minnesota での調査では 10 万人対 20～30 人と報告されている[10]．一方，1987 年に行われた日本の全国統計調査では，山形県村山地方の調査で 10 万人対 30.5 人[11]，新潟県西頸城地方の調査で 10 万人対 40.2 人[12]，愛媛県の調査で 10 万人対 31.1～32.0 人[13]と報告されている．この統計調査の分析では，性差・左右差は認められず，発症月は 1 年を通じて大きな違いはなかった[14]．発症の誘因については，肉体疲労(32.7％)，なし(30.1％)，精神疲労(24.4％)，風邪(18.2％)の順であった[14]．気候変化が麻痺発症の誘因となっているのか否かの検討を 2017 年に行ったが，発症前後の気象因子に有意な差異を認めなかった[15]．年齢分布は 30～50 歳台が多く，平均年齢は44.0 歳であった[14]．その後，Bell 麻痺の平均年齢について，1999 年に酒巻らが 46.0 歳[16]，2009 年に星らが 43 歳[17]と報告している．一方，2017 年に報告した山形大学での Bell 麻痺の年齢分布については，60 歳台にピークをもつ分布を示し，平均年齢は 53.3 歳であり，年齢が高齢へ変遷していた

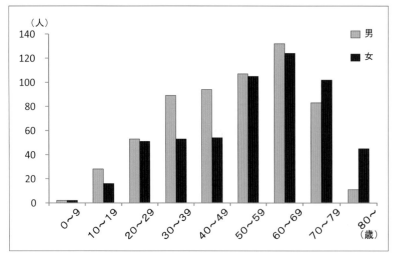

図 2.
山形大学における Bell 麻痺の年齢分布と男女比
60 歳台にピークをもつ分布を示し，60 歳台までは男性が多く，70 歳台以降では女性が多くなっていた

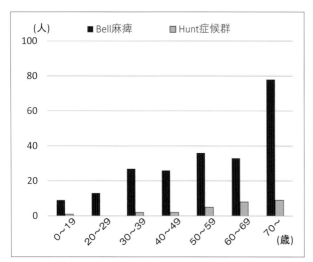

図 3. 山形県立新庄病院における Bell 麻痺・Hunt 症候群の年齢分布
年齢が上がるごとに症例数が増えてくる分布を示した

（図 2）[4]．さらに，2020 年時点での高齢化率が全国平均の28.7%と比べて，高齢化率36.1%と全国的にみても高齢化が進んでいる山形県最上地方の基幹病院である新庄病院の調査では，Bell 麻痺平均年齢が56.7歳と高くなり，年齢が上がるごとに症例数が増えてくる傾向があった（図3）[18]．今後，日本全体の高齢化が進んでくると Bell 麻痺の年齢分布はこの分布に類似してくるのではないかと予想された．

　4）治癒率
　Bell 麻痺は比較的予後良好な疾患であり，Peitersen は Bell 麻痺 2,500 例を無治療で経過観察した結果，71%が完全治癒，13%が near normal

recovery となり，合わせて84%が良好な回復を示したと報告した[19]．現在，Bell 麻痺に対して行われる治療は，ほぼ全例にステロイドが使用され，麻痺が House-Brackmann grade Ⅳ以上に進行した場合には抗ウイルス薬併用が考慮され，90%以上の治癒率を達成した報告が多い．しかし，麻痺が高度に進行した場合には，顔面運動の回復の遅れや病的共同運動，拘縮などの何らかの後遺症を残すことになる．山形大学では Bell 麻痺完全麻痺例に対してステロイド大量療法を施行しており，92.5%の治癒率を達成している[20]．

　2．Hunt 症候群
　VZV は初感染の後，顔面神経膝神経節に潜伏感染する．何らかの原因で免疫力の低下が起こった時に再活性して症状を呈すると考えられており，発症機序は Bell 麻痺の HSV-1 が VZV に置き換わったものと考えられている．末梢性顔面神経麻痺の10～15%を占めるが，小児では Bell 麻痺と比較してその頻度が低くなる．性差・左右差は認められない[2]．Hunt 症候群の発生率は，1986 年に Adour が Northern California で行った調査では10万人対5人と報告されている[21]．1987 年に行われた日本の全国統計調査では，新潟県西頸城地方の調査で10万人対4.6人[12]，愛媛県の調査で10万人対1.9～3.4人[13]と報告されている．この統計調査の分析では，性差・左右差は認められず，発症月は1年を通じて大きな違いはなかった[14]．発症の誘因については，なし(31.4%)，肉体疲労(28.1%)，精神疲労(26.8%)，風邪(19.6%)の順

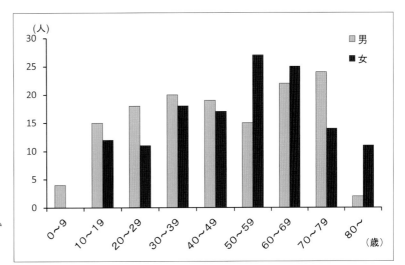

図 4.
山形大学における Hunt 症候群の年齢分布と男女比
Bell 麻痺より年齢が若く，高いピークも示さなかった

であった[14]．年齢分布は 40～60 歳台が多く，平均年齢は 41.0 歳であった[14]．その後，2017 年に報告した山形大学での Hunt 症候群の年齢分布については，Bell 麻痺程高いピークを示さず，平均年齢が 48.5 歳と Bell 麻痺より若干若かった（図4）[4]．2020 年の高齢化率が進んでいる山形県最上地方の基幹病院である新庄病院の調査では，Hunt 症候群平均年齢が 61.9 歳とさらに高くなり，年齢が上がるごとに症例数が増えてくる分布を示した（図3）[18]．

　治癒率は Bell 麻痺と比較して明らかに悪い．Peitersen は Hunt 症候群の完全麻痺 102 例の自然治癒率が 21％だったと報告し[19]，Devriese と Moesker は Hunt 症候群の完全麻痺 67 例の無治療での治癒率が 10％であったと報告した[22]．現在，Hunt 症候群に対して行われる治療は，ステロイドと抗ウイルス薬を併用した治療が行われるが，海外の文献をみると 50％以下の治癒率を報告している文献が少なくない．山形大学では Hunt 症候群完全麻痺例に対してステロイド大量療法と抗ウイルス薬投与による治療を施行し，71.1％の治癒率であった[23]．

　ただし，2014 年から本邦において水痘ワクチンが定期接種化され，近年高齢者における帯状疱疹ワクチン接種の啓発も進められ，今後 Hunt 症候群の疫学は大きく変化していくことが予想される．まず小児水痘患者減少によって，水痘既感染者の細胞性免疫にブースター効果が得られず，一時的には成人 Hunt 症候群の発症が増加する可能

性がある．そして，水痘ワクチン接種者が成人になる数十年後には，帯状疱疹や Hunt 症候群は激減し，発症しても軽症にとどまることが予測される．

3．外傷性顔面神経麻痺

　交通事故，転倒，転落，労災など様々な原因によって発症する．その発症機序は神経の断裂・伸展，神経管内の出血・浮腫，骨折による神経の圧迫・刺入など多岐にわたっており，その病態は複雑である．受傷原因の統計は，Brodie らの 820 例の検討では交通事故 31％・暴力 14％[24]，山野らの名古屋市立大学の 35 例の検討では交通事故 71％・転倒転落 29％[25]，山形大学の 71 例では交通事故 47％・転倒転落 45％となった[26]．ともに 1 番は交通事故であり，側頭骨骨折は自動車社会の影響をもっとも受けていることがわかった．2 番目の受傷原因は，名古屋市立大学と山形大学では転倒転落となっていたが，アメリカでは暴力となっており，社会性の違いが伺われた．左右差については，Brodie らの検討では右側 48％・左側 52％[24]，羽藤らの愛媛大学の 161 例の検討では右側 58％・左側 42％[27]，山形大学では右側 60％・左側 40％であった[26]．本邦では右側が多くなっていたが，アメリカでは若干左に多くなるという結果であった．日本で右側に多い理由として，羽藤らは右側ハンドル車で走行する社会事情や転倒転落で右利きが多いことが影響したと考察している[27]．

　外傷性顔面神経麻痺の治療については，麻痺が即発性か遅発性かが問題となる．受傷後に意識障害を伴っている場合は，顔面神経麻痺の確認が困

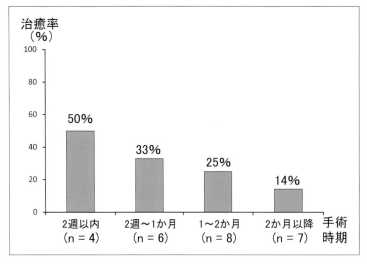

図 5.
外傷性顔面神経麻痺の手術時期と治癒率
手術時期が遅れるにつれて徐々に治癒率
が低下していた. 山形大学症例では治癒率
が低くなった 1 か月以降の手術症例が多
かった

難なことも多く, 発症時期の判断を明確にできな
いこともある. 即発性麻痺は受傷時に外力が直接
的に作用して顔面神経の断裂や牽引が起こるか,
骨折による圧迫が起こって生じると考えられ, 手
術を要することが多い. 一方, 遅発性麻痺は, 神
経管内に生じる intraneural hemorrhage や浮腫に
より二次的に生じると考えられており[28], ステロ
イドやビタミン B_{12}, 血流改善薬で加療すること
が多い. 外傷性顔面神経麻痺の治療内容に関する
systematic review は現在一つのみ存在する[29]. そ
の中で, 保存的加療の治癒率が手術加療の治癒率
よりも高くなっていたために, 減荷手術に対して
否定的な見解が述べられていた. しかしながら追
記として, 検討に選択バイアスや画像検査や電気
生理学的な検査が加味されておらず, 適切な治療
方法を明確にするには, 追加の study が必要であ
るとも述べられていた. このように, 治療方針に
ついて信頼性の高い報告が未だにないのが現状で
ある. 治療内容別の治癒率は, 羽藤らの報告では
保存的治療 89%・減荷手術 55%[27], 山形大学では
保存的治療 91%・減荷手術 28% であった[26]. 山形
大学では羽藤らの報告に比べて減荷手術の治癒率
が低くなっていたが, この要因として, 治療開始
時期が遅くなった症例が多かったことが最大の要
因であると考えている(図 5).

4. 腫瘍性顔面神経麻痺

耳下腺や中耳の悪性腫瘍では比較的高頻度に顔
面神経麻痺を合併する. 耳下腺癌症例における顔
面神経麻痺の合併は, 腫瘍の組織学的悪性度を示

唆するものと考えられている. Pedersen らによ
れば110 例の耳下腺悪性腫瘍での 10 年生存率は,
顔面神経麻痺のあるものが 0%, ないものが 57%
であった[30]. 良性腫瘍では, 顔面神経腫瘍(神経鞘
腫・神経線維腫・血管腫)以外では顔面神経麻痺を
合併することが少ない. 聴神経腫瘍は早期に画像
診断で見つかることが多くなり, 術前に顔面神経
麻痺を合併している例は稀である. 腫瘍性顔面神
経麻痺の特徴として, 緩徐な進行性麻痺・回復傾
向のみられない麻痺・前駆症状としての顔面痙
攣・随伴する脳神経症状・反復する麻痺・単一神
経枝の麻痺・疼痛があり[31], これら臨床経過を呈
する顔面神経麻痺症例では原因腫瘍の検索のため
の画像検査が行われることになる. 腫瘍の手術に
よる顔面神経麻痺の発生頻度に関する報告はあま
りないが, 聴神経腫瘍などの小脳橋角部腫瘍摘出
術, 中耳腫瘍手術, グロームス腫瘍・副咽頭間隙
腫瘍などの頭蓋底手術, 唾液腺腫瘍摘出術などの
際に起こることがある[2].

5. 耳炎性顔面神経麻痺

顔面神経麻痺を起こしやすい中耳炎には, 急性
中耳炎・真珠腫性中耳炎・結核性中耳炎がある.
急性中耳炎による顔面神経麻痺はほとんどが乳幼
児である. 原因として, 起炎菌や免疫能に起因す
る炎症の強さに加えて, 乳幼児では側頭骨内の顔
面神経管に先天性の骨欠損が存在することが多
く, そこから炎症が波及するためと考えられてい
る. 治療は抗菌薬投与に加えて鼓膜切開術・鼓膜
チューブ挿入術が行われるが, 多くは治療に反応

して予後良好である．真珠腫性中耳炎では，真珠腫性中耳炎による顔面神経への物理的圧迫と炎症波及によって麻痺が発症するとされているが，その頻度は高くない．真珠腫性中耳炎に顔面神経麻痺が合併した場合には早期に手術を施行する．結核性中耳炎では，結核菌による骨破壊と強い菌毒素によって神経障害が生じるが，発症から診断までに時間を要することが多いため，病変が進行しやすい[32]．

6．先天性顔面神経麻痺

先天性片側下口唇麻痺（先天性の中でもっとも頻度が高く，安静時にはそれほど目立たないが，泣いたり笑ったりすると非対称が目立つ．成長に伴い目立たなくなることも多い）や部分的顔面神経麻痺は時々診ることがある．一方，Möbius症候群（顔面神経核の先天性形成不全によるとされ，両側性顔面筋麻痺があり，幼児期から仮面様顔貌で表情が乏しい）やTreacher Collins症候群（顔面と下顎部の形成不全であり，耳介の形成不全，外耳道閉鎖，伝音難聴を呈する）などは稀であり，鉗子分娩がなくなったため現在は分娩損傷も少ない[2]．

7．中枢性顔面神経麻痺

橋の顔面神経核より中枢で生じた病変で生じる麻痺である．顔面上部の運動は脳の両側性支配を受けている特徴があり，脳の病変で麻痺が起こる中枢性麻痺では，顔面下方の運動障害があっても顔面上部の運動が保たれるため，額のしわ寄せが可能であり，眼輪筋の麻痺が軽度となる．中枢性麻痺は一般に末梢性と比べて軽症であり，日常生活で問題となることが少ない．一方，顔面神経核性麻痺では末梢性顔面神経麻痺と同じく障害側の顔面全体が動かなくなるため，左右差が明らかとなる．山形大学の顔面神経外来を受診した中枢性顔面神経麻痺は，中枢神経変性・腫瘍性・出血梗塞の順に多かった（表3）．耳鼻咽喉科を初診した顔面神経麻痺例の中に中枢性麻痺があることを忘れてはならず，高齢者・高血圧や心房細動を有する例，頭痛や嘔吐がある例，顔面神経麻痺以外の運動麻痺や感覚障害を伴う例では，中枢性疾患を除外するために脳CTやMRIを施行する[33]．

参考文献

1) 脇坂浩之，柳原尚明：顔面神経障害の疫学．青柳　優（編）：131-135, CLIENT21　No 9　顔面神経障害．中山書店, 2001.

2) 小池吉郎，高橋伸郎，青柳　優：顔面神経麻痺の疫学．JOHNS, **16**：310-314, 2000.

3) 川口和浩，稲村博雄，前山裕之ほか：山形大学耳鼻咽喉科顔面神経外来の臨床統計．耳鼻臨床（補冊），**130**：18-25, 2011.

4) 古川孝俊，阿部靖弘，後藤崇成ほか：当科顔面神経外来の臨床統計．Facial N Res Jpn, **36**：105-108, 2017.

5) Bell C：ON the nerves；Giving an account of some experiments on the ir structures and functions, which lead to a new arrangement of the system. Philos Trans Roy Soc, **111**：398-424, 1821.

6) Murakami S, Mizobuchi M, Nakashiro Y, et al：Bell palsy and herpes simplex virus：identification of viral DNA in endoneural fluid and muscle. Ann Intern Med, **27**：27-36, 1996.

7) Furuta Y, Fukuda S, Chida E, et al：Reactivation of herpes simplex virus type 1 in patients with Bell's palsy. J Med Virol, **54**：162-166, 1998.

8) Kawaguchi K, Inamura H, Abe Y, et al：Reactivation of herpes simplex virus type 1 and varicella-zoster virus and therapeutic effects of combination therapy with prednisolone and valacyclovir in patients with Bell's palsy. Laryngoscope, **117**：147-156, 2007.

9) Hato N, Yamada H, Kohno H, et al：Valacyclovir and prednisolone treatment for Bell's palsy：a multicenter, randomized, placebo-controlled study. Otol Neurotol, **28**：408-413, 2007.

10) Katusic SK, Beard CM, Wiederholt WC, et al：Incidence, clinical features, and prognosis in Bell's palsy, Rochester, Minnesota, 1968-1982. Ann Neurol, **20**：622-627, 1986.

11) 市毛明彦，青柳　優，稲村博雄ほか：山形県におけるベル麻痺及びハント症候群の疫学的調査結果，文部省科学研究費補助金総合研究（A）研究成果報告書　特発性顔面神経麻痺に関する疫学，臨床的研究（研究代表：小池吉郎）：13-14, 1987.

12）水越鉄理，中川　肇，浅井正嗣ほか：新潟県西
頸城地方における顔面神経麻痺の疫学調査．文
部省科学研究費補助金総合研究（A）研究成果報
告書　特発性顔面神経麻痺に関する疫学，臨床
的研究（研究代表：小池吉郎）：15-17, 1987.

13）柴原豊弘，長山英隆，中村光士郎ほか：愛媛県
におけるベル麻痺・ハント症候群の疫学的調
査，文部省科学研究費補助金総合研究（A）研究
成果報告書　特発性顔面神経麻痺に関する疫
学，臨床的研究（研究代表：小池吉郎）：24-25,
1987.

14）小池吉郎，市毛明彦，青柳　優ほか：山形県に
おけるベル麻痺及びハント症候群の疫学的調査
結果，文部省科学研究費補助金総合研究（A）研
究成果報告書　特発性顔面神経麻痺に関する疫
学，臨床的研究（研究代表：小池吉郎）：4-9,
1987.
Summary　全国 28 施設を対象とし，1 年間に
発症したベル麻痺および Hunt 症候群の発生状
況について調査し，まとめた．

15）古川孝俊，阿部靖弘，後藤崇成ほか：Bell 麻痺
発症時期と前駆症状・気象要因に関する検討．
Facial N Res Jpn, 37：104-107, 2017.

16）酒巻孝一郎，中村克彦，加島健司ほか：顔面神
経麻痺の統計的観察—Bell 麻痺，Hunt 症候群の
非治癒例の検討—．耳鼻臨床（補），101：125-
130, 1999.

17）星　参，櫻井弘徳，矢沢代四郎ほか：顔面神経
麻痺症例の統計—Bell 麻痺，Hunt 症候群を中心
に—．耳鼻臨床，102：109-114, 2009.

18）浅野敬史，古川孝俊，長瀬輝顕：当科における
Bell 麻痺・Hunt 症候群の治療成績と高齢者 Bell
麻痺の特徴．Facial N Res Jpn, 2022, in press.

19）Peitersen E：Bell's palsy：the spontaneous
course of 2,500 peripheral facial nerve palsies
of different etiologies. Acta Otorhinolaryngol,
549：4-30, 2002.

20）Furukawa T, Abe Y, Ito T, et al：Benefits of
high-dose steroid＋Hespander＋Mannitol
administration in the treatment of Bell's palsy.
Otol Neurotol, 38：272-277, 2017.
Summary　Bell 麻痺完全麻痺麻痺例に対して，
プレドニゾロン 60 mg/日の投与で 68.2%，プ
レドニゾロン 200 mg/日の投与で 92.5%の治癒
率であった．

21）Adour KK：Otological complications of herpes
zoster. Ann Neurol, 20：62-64, 1986.

22）Devriese PP, Moesker WH：The natural his-
tory of facial paralysis in herpes zoster. Clin
Otolaryngol, 13：289-298, 1988.

23）Furukawa T, Abe Y, Ito T, et al：Benefits of
High-Dose Corticosteroid and Antiviral Agent
Combination Therapy in the Treatment of
House-Brackman Grade Ⅵ Ramsay Hunt Syn-
drome. Otol Neurotol, 43：773-779, 2022.
Summary　Hunt 症候群完全麻痺麻痺例に対し
て，プレドニゾロン 60 mg/日＋抗ウイルス薬
の投与で 60.0%，プレドニゾロン 200 mg/日＋
抗ウイルス薬の投与で 71.1%の治癒率であった．

24）Brodie HA, Thompson TC：Management of
complications from 820 temporal bone frac-
tures. Am J Otol, 18：188-197, 1997.

25）山野耕嗣，勝見さち代，江崎伸一ほか：名古屋
市立大学における外傷性顔面神経麻痺の検討．
Facial N Res Jpn, 30：63-65, 2010.

26）古川孝俊，稲村博雄，阿部靖弘ほか：当科にお
ける外傷性顔面神経麻痺の検討．Facial N Res
Jpn, 35：59-61, 2015.

27）羽藤直人，能田淳平，飴矢美里ほか：手術治療
とその適応：耳鼻咽喉科の立場から．Facial N
Res Jpn, 30：16-18, 2010.

28）青柳　優，稲村博雄，多田雄一郎：外傷性顔面
神経麻痺．JOHNS, 15：1269-1274, 1999.

29）Nash JJ, Friedland DR, Boorsma KJ, et al：
Management and outcomes of facial paralysis
from intratemporal blunt trauma：a system-
atic review. Laryngoscope, 120：1397-1404, 2010.

30）Pedersen D, Overgaard J, Søgaard H, et al：
Malignant parotid tumors in 110 consecutive
patients：treatment results and prognosis.
Laryngoscope, 102：1064-1069, 1992.

31）Jackson CG, Glasscock ME 3rd, Hughes G, et
al：Facial paralysis of neoplastic origin：diag-
nosis and management. Laryngoscope, 90：
1581-1595, 1980.

32）高橋　姿：中耳炎，中耳手術による顔面神経麻
痺．青柳　優（編）：163-167 頁，CLIENT21　No
9　顔面神経障害．中山書店, 2001.

33）萩森伸一：治療から考える顔面神経麻痺の評価
と診断．MB ENT, 198：1-10, 2016.

MB ENT, 282：9-16, 2023

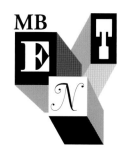

◆特集・顔面神経麻痺を治す
表情筋運動の評価と予後

山田啓之*

Abstract 表情筋運動の評価は顔面神経麻痺の臨床において重要であり，特別な機器を使用せず，簡便に行えることが特徴である．主な用途は急性期では麻痺程度の評価や治療選択，予後の推定，また慢性期では治療経過の把握，最終的な治療結果の判定，治療法の比較などとなる．現在，使われている評価法としては House-Brackmann 法，Sunnybrook 法，柳原法などがあるが，これらの方法には様々な長所・短所がある．それらの短所を改善するために House-Brackmann 法では改訂版として Facial Nerve Grading System 2.0 が報告され，柳原法は新柳原法が開発されている．表情筋運動の評価は人間の視診で行われるため，未だ完全な評価法は存在しないが，今後さらなる改良が加えられ，より適切な評価法が開発されると考えられる．また，近年，技術革新が進む顔認証や人工知能などの技術を応用した評価法の報告も散見されるようになってきた．人間の視診に頼らない客観的な評価法が将来確立することも期待される．

Key words House-Brackmann 法(House-Brackmann grading system)，Sunnybrook 法(Sunnybrook grading system)，柳原法(Yanagihara score)，Facial Nerve Grading System 2.0，新柳原法(Yanagihara score ver. 2.0)

はじめに

顔面神経麻痺の検査には様々な方法がある．その中でも表情筋運動の評価は特別な機械を必要としないため，どこでも施行可能で，最初に行われるべき検査である．一般的に麻痺は表情筋運動が完全に失われている完全麻痺と部分的に機能が残っている部分麻痺に分けられるが，大雑把に2つに分けるだけでは麻痺程度の把握や治療の経過・効果を検討できない．そこで，これまで様々な評価法が報告されてきた．

理想的な評価法の要件は簡便で，特別な機械などを使わず，安価であり，検者間信頼性が高く，臨床的に重要な変化を反映できることとされている[1]．現在までに報告されている評価法には大きく分けて2種類ある．一つは顔面全体の印象を捉えて評価する gross system であり，代表として House-Brackmann 法[2]が挙げられる．もう一つは主要な表情を個別に評価し，その合計点で麻痺程度を測る regional system であり，代表としては柳原法[3]や Sunnybrook 法[4]が挙げられる．本稿では本邦で普及している柳原法を中心に，House-Brackmann 法，Sunnybrook 法についても概説する．

House-Brackmann 法

1983年に House[2]は，それまでに報告されている評価法の信頼性(検者間信頼性)と信憑性(麻痺評価の精度)について検討している．その報告では gross system として Botmann and Jonkees，May，Peitersen の方法を，また regional system として Smith，Adour and Swanson，柳原の方法を，specific system として Stennert 法を取り上げ，主に聴神経腫瘍術後麻痺症例を対象に検討さ

* Yamada Hiroyuki，〒791-0295 愛媛県東温市志津川　愛媛大学医学部耳鼻咽喉科・頭頸部外科，准教授

表 1. House-Brackmann 法

grade		安静時	額のしわ寄せ	閉 眼	口角の運動	共同運動	拘 縮	痙 攣	全体的印象
I	normal 正常	正常	正常	正常	正常	−	−	−	正常
II	mild dysfunction 軽度麻痺	対称性 緊張 正常	軽度～正常	軽く閉眼可能, 軽度非対称	力を入れれば動くが 軽度非対称	− (±)	− (±)	− (±)	注意してみない とわからない程 度
III	moderate dysfunction 中等度麻痺	対称性 緊張 ほぼ正常	軽度～高度	力を入れれば 閉眼可能, 非 対称明瞭	力を入れれば動くが 非対称明瞭	＋ 中等度	＋ 中等度	＋ 中等度	明らかな麻痺だ が, 左右差は著 明でない
IV	moderately severe dysfunction やや高度麻痺	非対称性 緊張 ほぼ正常	不能	力を入れても 閉眼不可	力を入れても非対称 明瞭	＋＋ 高度	＋＋ 高度	＋＋ 高度	明らかな麻痺, 左右差も明瞭
V	severe dysfunction 高度麻痺	非対称性口角 下垂 鼻唇溝消失	不能	閉眼不可	力を入れてもほとん ど動かず	−	−	−	わずかな動きを 認める程度
VI	total paralysis 完全麻痺	非対称性 緊張なし	動かず	動かず	動かず	−	−	−	緊張の完全喪失

（文献 5 より引用）

れている. その結果, gross system は信頼性が高く信憑性に問題があり, regional system は信憑性が高く信頼性に欠点があるとされた. そこで, 信憑性にも優れ, 麻痺の後遺症も評価に取り入れた新しい gross system として提案されたものが House-Brackmann 法である. その後, 本方法は American Academy of Otolarngology Head and Neck Surgery で推奨され, 全世界で広く使用されるようになった.

本方法は6段階に分かれており, 正常を grade I, 完全麻痺を grade VI としている(表1)[5]. 麻痺の治癒判定としては complete recovery は grade I, good recovery を grade I + grade II とされる.

本方法は治癒判定を行うには有用な方法で, 特に聴神経腫瘍術後の麻痺評価に優れているといわれている[6)7]. 一方で, 本法では各評価項目の grade が一致しない症例があることや各 grade 間の差が数値化できないこと, regional system に変換できないこと, また検者間信頼性が低い可能性があること, 特に grade III と IV の評価で一致しないことが指摘されている[7)8]. また Lewis と Adour[9]は House-Brackmann 法は拘縮と病的共同運動に依存する傾向があり, 麻痺発症時の程度評価や回復程度の評価を検討することは難しいと主張してい

る. そこで, これらの欠点を改善するために, 2009 年に Facial Nerve Disorders Committee[8]が改訂版として Facial Nerve Grading System 2.0 (表2)を提唱している. しかし, 未だ普及していない.

Sunnybrook 法

Sunnybrook 法は今回取り上げる3つの方法の中でもっとも新しい評価法である. しかし, 報告されたのは1996 年で, Sunnybrook 医療センター(カナダ・トロント)の Ross ら[4]によって開発された. 本方法は随意運動, 安静時の顔面非対称性, 随意運動時の顔面非対称性の3つの項目を採点し, 随意運動の点数から安静時と随意運動時の顔面非対称性(病的共同運動)の点数を引き算して行う(図1)[10]. 随意運動の点数は 100 点あり, 安静時の顔面非対称性の点数は 20 点, 随意運動時の顔面非対称性の点数は15点となっている. 合計点の最高点は 100 点で, 最低点は 0 点になるように作られている. 本法は後遺症評価も含めた reginal system であり, 慢性期の麻痺の評価やリハビリテーションなどの後遺症治療の評価に用いられることが多い. 一方, 急性期の Sunnybrook 法を用いた報告は多くはない. しかし, 予後予測に関しては Marsk ら[11]が 2012 年に発表している. その

表 2. Facial Nerve Grading System 2.0
眉，閉眼，鼻唇溝の動き，口角の動きを対側と比較して何％動くかで点数をつける．後遺症の点数も採点し，その合計点で 6 段階の grade に分ける方法

Score	Region: Brow	Eye	NLF	Oral
1	Normal	Normal	Normal	Normal
2	Slight weakness ＞75% of normal	Slight weakness ＞75% of normal Complete closure with mild effort	Slight weakness ＞75% of normal	Slight weakness ＞75% of normal
3	Obvious weakness ＞50% of normal Resting symmetry	Obvious weakness ＞50% of normal Complete closure with maximal effort	Obvious weakness ＞50% of normal Resting symmetry	Obvious weakness ＞50% of normal Resting symmetry
4	Asymmetry at rest ＜50% of normal Cannot close completely	Asymmetry at rest ＜50% of normal	Asymmetry at rest ＜50% of normal	Asymmetry at rest ＜50% of normal
5	Trace movement	Trace movement	Trace movement	Trace movement
6	No movement	No movement	No movement	No movement

Secondary movement (global assessment)

Score	Degree of movement
0	None
1	Slight synkinesis；minimal contracture
2	Obvious synkinesis；mild to moderate contracture
3	Disfiguring synkinesis；severe contracture

Reporting：sum scores for each region and secondary movement

Grade	Total score
Ⅰ	4
Ⅱ	5～9
Ⅲ	10～14
Ⅳ	15～19
Ⅴ	20～23
Ⅵ	24

NLF：nasolobial fold

（文献 8 より引用）

安静時対称性

眼：正常	0
狭小	1
開大	1
眼瞼手術	1
頬（鼻唇溝）：正常	0
欠損	2
浅い	1
深い	1
口：正常	0
口角下垂	1
口角上昇/外側ひきつれ	1
計	□
安静時対称性スコア　計×5	□

随時運動時の対称性 / 病的共同運動

	動きなし	わずかの動き	中等度の動き	ほぼ正常の動き	正常の動き	なし	軽度	中等度	高度
額のしわ寄せ	1	2	3	4	5	0	1	2	3
弱閉眼	1	2	3	4	5	0	1	2	3
開口微笑	1	2	3	4	5	0	1	2	3
上唇を上げる	1	2	3	4	5	0	1	2	3
口すぼめ	1	2	3	4	5	0	1	2	3
	計 □					病的共同運動スコア			
随時運動スコア	計×4 □					計 □			

運動 □ −安静 □ −共同 □ ＝総合スコア □

図 1. Sunnybrook 法
（文献 10 より引用）

報告では829例のBell麻痺を検討し，発症1か月目のSunnybrook法の点数が低いほど非治癒のリスクが上がるとしている．

他の評価法との整合性についてはBergら[12]が報告している．その報告では62例(100本の麻痺ビデオ)を用いて重み付きカッパ係数にて検討しているが，House-Brackmann法は係数が0.59，柳原法は0.72であった．柳原法のほうが整合性は取れていたが，House-Brackmann法で係数が低くなった原因としてはgross systemとregional systemの違いによることが挙げられている．また，柳原法はSunnybrook法と比べると高い点数となる傾向があるとも報告している．この原因としては後遺症評価が柳原法にないことや評価する表情筋運動が2つの方法で異なることを挙げている．

柳原法

柳原法は本邦で広く使用されている方法であり，1976年の第3回国際顔面神経外科シンポジウム(現在のInternational Facial Nerve Symposium)で初めて報告された．本邦では1977年に日本耳鼻咽喉科学会会報に報告されている[3]．柳原法はregional systemであるため，どの表情を評価するかがもっとも重要なポイントとなる．その選別基準として①評価する個々の表情の区別が明快でその表情運動の麻痺を評価しやすい，②表情表出に必要なすべての顔面筋機能が評価される，③眼周囲，口周囲の重要性が適切に評価されている，④回復の早い筋と遅い筋の機能評価がバランスよく行われる，⑤顔面のトーヌスが適切に評価されていることなどが考慮されている．また，各評価項目の採点を3段階(0点，2点，4点)と5段階(0点，1点，2点，3点，4点)のどちらにするかは，12人の検者によって検討され，当時は3段階のスケールのほうがばらつきは少なかったことより，現在は3段階が採用されている[3]．

1．採点方法

柳原法は各表情を採点し，その合計点で評価を行う(図2)．評価する表情の種類は覚えやすく，計算が容易になるように10項目とされ，各項目は①安静時非対称，②額のしわ寄せ(前頭筋)，③軽い閉眼(眼輪筋眼瞼部)，④強閉眼(眼輪筋眼窩部)，⑤片目つぶり(眼輪筋眼瞼部)，⑥鼻翼を動かす(鼻筋：nasalis)，⑦頬を膨らます(口輪筋)，⑧イーと歯を見せる(笑筋，上唇挙筋，下唇下制筋)，⑨口笛(口輪筋)，⑩口をへの字にまげる(口角下制筋)である(カッコ内はその表情を行うと考えられる主な表情筋)．各評価項目の採点は「ほぼ正常」(明らかな左右差を認めない場合)を4点，「部分麻痺」(明らかな左右差はあるが患側の筋収縮が認められる場合)を2点，「高度麻痺」(筋収縮を全く認めない場合)を0点とする．しかし，実臨床ではこの3つの点数にきっちり当てはまる症例ばかりではない．そのような際には，「部分麻痺」と「高度麻痺」を迷えば1点を，「ほぼ正常」と「部分麻痺」を迷えば3点を付け，合計点を計算する際はより妥当な偶数点(3点の場合4点か2点，1点の場合は2点か0点)に変更する．このようにすることで，3段階の採点法に揃える．

採点の注意点としては閉眼運動では上眼瞼挙筋の弛緩により上眼瞼が下がるため，下眼瞼の動きにも注意を払い採点することが挙げられる．また，健側の動きによって患側皮膚が動くことがあるため留意する．特に，若年者では皮膚に弾力やハリがあるため，安静時だけでなく表情表出に際しても左右差がわかりにくい．そのため，若年者の採点にあたっては注意を要する．さらに，女性では化粧によって左右差がわかりにくくなる(特に安静時)こともある．これら以外にも，「額のしわ寄せ」や「片目つぶり」「鼻翼の動き」などはもともとうまく動かせない症例もある．そのことを念頭に，何度も繰り返してこれらの表情を行ってもらい，表情筋の動きを捉える必要がある．場合によっては患側の顔に検者がそっと触れ，筋の収縮を確認する方法もある．

2．判定基準

柳原法の判定基準は従来から10点以上が不全

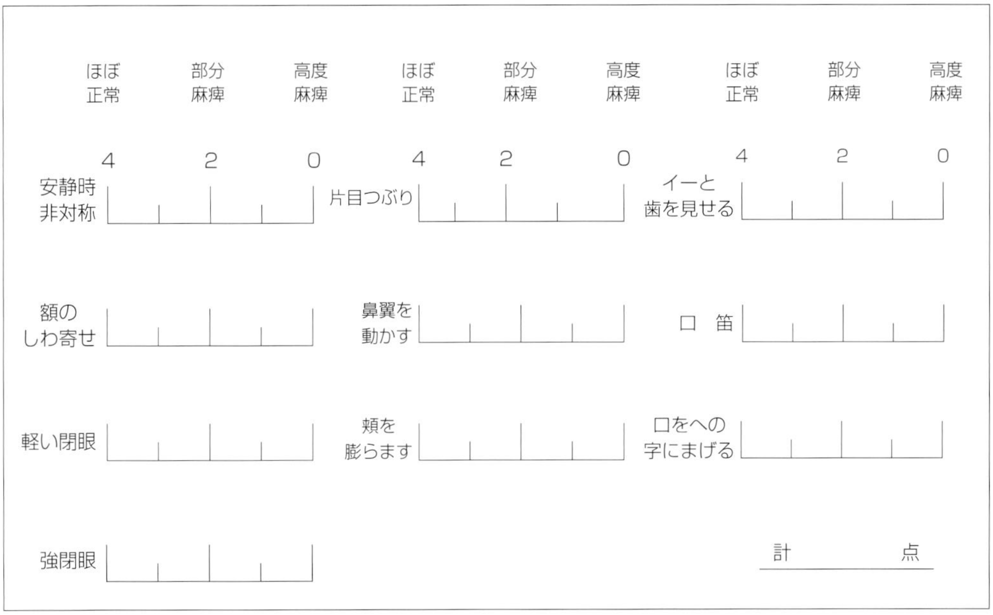

	ほぼ正常	部分麻痺	高度麻痺		ほぼ正常	部分麻痺	高度麻痺		ほぼ正常	部分麻痺	高度麻痺
	4	2	0		4	2	0		4	2	0
安静時非対称				片目つぶり				イーと歯を見せる			
額のしわ寄せ				鼻翼を動かす				口笛			
軽い閉眼				頬を膨らます				口をへの字にまげる			
強閉眼								計　　　点			

4点：左右差がない，または，ほとんどない（ほぼ正常）
2点：明らかに左右差があるが，患側の筋収縮がみられる（部分麻痺）
0点：筋収縮が全くみられない（高度麻痺）

病的共同運動	（0，1，2，3）
拘縮	（0，1，2，3）
顔面痙攣	（0，1，2，3）
ワニの涙	（0，1，2，3）

図 2．柳原法
（文献 5 より引用）

麻痺，8点以下が完全麻痺と定義され，治癒判定基準は36点以上に回復し，中等度以上の病的共同運動が残存しない症例を治癒と定義されていた．また，治癒判定時期は発症6か月以降とされていた．これらの基準は日本顔面神経研究会の治療効果判定委員会の申し合わせ（1995年）に準じている[13]．しかし，それから20年以上が経過し，顔面神経麻痺の新たな知見の集積が行われてきたことより，現状の診療に即した評価法への改訂が必要となった．そこで第39回日本顔面神経学会で聴衆参加型のコンセンサスミーティングが行われ，① 完全麻痺の定義を10点以下にすること，② 完全治癒の定義を38点以上で中等度以上の病的共同運動が残存しない症例とすること，治癒判定時期は発症1年以降に行うことなどがステートメントとして報告され[14]，現在はこの新基準が用いられている．特に，完全麻痺の定義に関しては最悪時スコアが10点でも転帰不良となる症例が多いこと，また12点以上ではほとんど治癒することから，10点以下を完全麻痺とするよう変更となった．

3．長所と短所

柳原法の長所として第一にバランスよく数値化できることが挙げられる．末梢性顔面神経麻痺（主にBell麻痺やHunt症候群）では，その回復に関しては一般的に顔の上半分（閉眼など）より下半分（口や鼻翼の動き）のほうが回復は遅いと報告されている[15,16]．柳原法では上半分の項目が4項目，下半分の項目が5項目と，回復過程の経過をバランスよく配点されている．また，森山[17]は表情筋の筋線維構成を形態学的に検討し，表情筋は特徴の異なる3つのタイプに分けられるが，柳原法はそれら3タイプを均等に評価していると報告しており，筋線維特性の点でもバランスよく採点できるようになっている．

第二に発症初期から途中経過の診断に有用であることが挙げられる．これは麻痺程度を点数で表すことができるため，経過を追いやすく，また上述したがバランスよく採点項目に表情筋運動が配置されていることがその要因となっている．

第三に治療法の選択にも近年，用いられるよう

表 3. 柳原法と House-Brackmann 法の互換表

House-Brackmann 法	40 点法(柳原法)
grade Ⅰ	40
grade Ⅱ	32〜38
grade Ⅲ	24〜30
grade Ⅳ	16〜22
grade Ⅴ	8〜14
grade Ⅵ	0〜6

（文献 5 より引用）

になっている点が挙げられる. 顔面神経麻痺診療の手引き[18]では柳原法で 20 点以上の軽度麻痺と 18〜12 点までの中等症, 10 点以下の重症に分け, それぞれの薬物投与の指標が示されている. これは House-Brackmann 法や Sunnybrook 法との大きな違いである.

これら以外にも, House-Brackmann 法とは互換性が確立していること(表3)[5], 100 点満点換算にして患者への説明を行うことが可能であること, 点数の経過からその後の予後を推測できることも長所として挙げられる. Hato ら[19]によると発症後 1 週間以内のスコアが 22 点以上の症例では 99.3％が治癒に至っていると報告されている. また, 濱田ら[20]は麻痺発症 3 日以降にスコアが 12 点以上の症例には不完全治癒例はなかったと報告している.

さらに, 評価する表情運動が多いため, 表情運動の項目ごとに様々な検討を行うことが可能で[16], Bell 麻痺や Hunt 症候群だけでなく, 側頭骨外の麻痺で部分的な麻痺にも応用できる.

一方で, 柳原法の短所として後遺症が点数に反映されないことが挙げられる. そのため, 後遺症評価が加味される House-Brackmann 法や Sunnybrook 法, また患者の自覚度(患者 QOL で主に FaCE scale)との整合性に問題があるといわれてきた. さらに, 検者間信頼性においても改善が必要であるとの報告が度々なされている. その他にも各表情筋運動の妥当性についても議論がある.

4. 短所の克服に向けて

そこで我々は, これまで後遺症評価も採点に含まれる新柳原法(Yanagihara score ver. 2.0)を報告している[21]〜[24]. 本方法は従来の柳原法のスコア

から後遺症評価のスコアを引き算し, 新柳原法のスコアを算出する(図3). 後遺症評価については, 後遺症に関する患者アンケートと VAS を用いた麻痺回復程度の自己評価の検討を行い, 病的共同運動を 4 点, 拘縮を 6 点とし, 後遺症の合計点を 10 点満点とした[21]. 後遺症のスコアは点数が高いほうが後遺症は高度となる. 後遺症の点数も柳原法に従い 3 段階としている.

House-Brackmann 法や Sunnybrook 法と整合性に関しては, 木村ら[23]が 82 例を検討し, 強い相関を認めている. 特に, 慢性期においてその相関が従来の柳原法より改善されていることが報告されている. また, 患者の自覚度との整合性については 105 例を検討し, 相関係数が 0.773 と強い相関を認めている[24].

本方法は柳原法のスコアと後遺症評価のスコアを別々に算出するため, 純粋な表情筋の麻痺程度だけを検討することが可能である. また, これまでのデータとも比較が行えるだけでなく, 後遺症だけを検討する際にも有用ある.

一方, 検者間信頼性については未だ問題が残っている. 松代ら[25][26]はこの問題を解決するために, トリアージ 10 点法を開発している. トリアージ 10 点法は「額のしわ寄せ(側頭枝支配)」「強い閉眼(頬骨枝支配)」「イーと歯を見せる(頬筋枝支配)」の 3 つの表情を採点し, それぞれ満点が 2 点, 4 点, 4 点で, 合計点が 10 点となっている.

新しい評価法

近年, 顔認識や人工知能の技術が発達している. 人間の視診に頼らない, より正確な評価を求めてこれらの技術を用いた方法も報告され始めている[27]〜[29].

和佐野ら[27]は畳み込みニューラルネットワーク技術を応用した BiSeNet を用いて Semantic Segmentation を行い, 表情の左右を比較し評価している. 櫻田ら[28]も畳み込みニューラルネットワーク技術を応用しているが, Deep3DFaceReconstruction で顔面画像から 3 次元モデルを再構成

柳原法のスコア － 後遺症評価のスコア＝ 新柳原法のスコア

柳原法のスコア － 後遺症評価のスコア＝ 新柳原法のスコア
（40点満点）　　（10点満点）

後遺症評価のスコア

項目	スコア（3段階評価）		
1　病的共同運動	0	2	4
2　拘縮（眼の狭小化）	0	1	2
3　拘縮（鼻唇溝の深さ）	0	1	2
4　拘縮（頬部の隆起）	0	1	2
	合計　　　　点		

図 3. 新柳原法

後遺症評価は病的共同運動と拘縮を対象とする．病的共同運動は瞬き
や軽く口唇を突出した時に評価し，病的共同運動がないものは0点，
口唇運動時に完全に閉瞼（眼球結膜がわからない程度），鼻唇溝が明ら
かに動く症例を4点，それ以外を2点とする．また，拘縮は瞼裂の狭
小化，鼻唇溝の深さ，頬部の隆起の3項目で評価し，左右差のないも
のを0点，一見して左右差がわかる場合を2点，それ以外を1点とす
る．後遺症評価の満点は10点で点数が高いほど後遺症が高度となる

し，ミラーリングした画像を用いて評価する方法を報告している．一方，児嶋ら[29]はスマートデバイスの3次元顔認証システムを使用し，FacialPalsyZeroというアプリを開発している．この分野は今後益々発展することが予想されるため，将来的に両側性麻痺や再発性麻痺の評価につながる可能性が期待される．

おわりに

以上，表情筋運動の評価法について概説した．どの評価法も人が視診で行うため，上述のように完璧な評価法は未だ存在しない．しかし，より良い評価法を求めて改良がなされている．新柳原法では後遺症評価が加わり，Facial Nerve Grading System 2.0 は各評価の点数化が行われ，少しずつ3つの評価法が近づいてきている．今後もより良い評価法を求めて改良していくことが重要と考える．

文　献

1) Schaitkin BM, May M：Reporting recovery of facial function. May M, et al(eds.)：275-294, The facial nerve. Thieme Medical Publishers, 2000.

2) House JW：Facial nerve grading systems. Laryngoscope, **93**：1056-1069, 1983.

3) 柳原尚明，西村宏子，陌間啓芳ほか：顔面神経麻痺の程度の判定基準に関する研究．日耳鼻会報，**80**：799-805, 1977.

4) Ross BG, Fradet G, Nedzelski JM：Development of a sensitive clinical facial grading system. Otolaryngol Head Neck Surg, **114**：380-386, 1996.

5) 村上信五：顔面神経麻痺の評価法にはどんなものがあるか？　日本顔面神経研究会（編）：29-31, 顔面神経麻痺診療の手引．金原出版, 2011.

6) 本多伸光，暁　清文，柳原尚明：顔面運動評価法．青柳　優（編）：63-72, CLIENT21 No9 顔面神経障害．中山書店, 2001.

7) 藤原圭志，古田　康：顔面神経麻痺の臨床的評価法．MB ENT，**203**：7-15, 2017.

8) Vrabec JT, Backous DD, Djalilian HR, et al：Facial Nerve Grading System 2.0. Otolaryngol Head Neck Surg, **140**：445-450, 2009.

9) Lewis BI, Adour KK：An analysis of the Adour-Swanson and House-Brackmann grading systems for facial nerve recovery. Eur Arch Otorhinolaryngol, **252**：265-269, 1995.

10) 萩森伸一：顔面神経麻痺の分類・診断・治療．久保俊一，村上信五（編）：112-123. 耳鼻咽喉科頭頸部外科領域のリハビリテーション医学・医療テキスト．日本リハビリテーション医学教育推進機構, 2022.

11) Marsk E, Bylund N, Jonsson L, et al：Preiction of nonrecovery in Bell's palsy using Sunnybrook grading. Laryngoscope, **122**：901-906, 2012.
Summary プレドニゾロンを投与された症例では発症1か月目の点数が55なら発症1年後の非治癒リスクは5%, 1か月目の点数が29なら1年後の非治癒リスクは30%と報告.

12) Berg T, Jonsson L, Engström M：Agreement between the Sunnybrook, House-Brackmann, and Yanagihara facial nerve grading systems in Bell's palsy. Otol Neurotol, **25**(6)：1020-1026, 2004.

13) 小松崎 篤, 冨田 寛, 柳原尚明ほか：末梢顔面神経麻痺の治療効果判定についての申し合わせ事項試案. Facial N Res Jpn, **15**：227-230, 1995.

14) 羽藤直人, 村上信五：顔面神経麻痺の評価 up-to-date. Facial N Res Jpn, **36**：9-10, 2016.

15) 磯野道夫, 村田清高, 川本 亮ほか：マーカーを用いた顔面表情筋運動の他覚的評価. Facial N Res Jpn, **20**：17-19, 2000.

16) 平賀良彦, 和佐野浩一郎：40点法(柳原法)各評価項目についての検討 合計点との相関および回復過程との関連. Facial N Res Jpn, **40**：118-120, 2020.
Summary 柳原法では合計点だけに注目せず, 各項目の点数に注目することも重要と報告.

17) 森山浩志：顔面神経麻痺の形態計測学的考察. Facial N Res Jpn, **27**：67-69, 2007.
Summary 表情筋の筋線維径と筋線維密度を検討し, 表情筋には他の骨格筋に認められない細い線維径の筋があることを報告.

18) 村上信五：急性期の顔面神経麻痺に対する標準的治療はあるか? 日本顔面神経研究会(編)：55-59, 顔面神経麻痺診療の手引. 金原出版, 2011.

19) Hato N, Fujiwara T, Gyo K, et al：Yanagihara facial nerve grading system as a prognostic tool in Bell's palsy. Otol Neurotol, **35**：1669-1672, 2014.

20) 濱田昌史, 小田桐恭子, 飯田政弘ほか：柳原40点法の再検討―麻痺初期における有用性について. Facial N Res Jpn, **29**：66-67, 2009.
Summary プレドニゾロン60 mgで治療したBell麻痺152例, プレドニゾロン60 mgとバラシクロビル3,000 mgで治療したHunt症候群35例を検討している.

21) 羽藤直人：柳原法における後遺症評価. Facial N Res Jpn, **28**：17-19, 2008.

22) 飴矢美里, 山田啓之, 藤原崇志ほか：顔面神経麻痺後遺症のスコア評価. Facial N Res Jpn, **35**：81-83, 2015.

23) 木村拓也, 山田啓之, 羽藤直人：新柳原法の検討. Facial N Res Jpn, **38**：109-110, 2018.

24) 山田啓之, 飴矢美里, 寺岡正人ほか：後遺症評価を含めた新柳原法の再検討. Facial N Res Jpn, **42**, 2022. in press.

25) 小嶋寛明, 松代直樹：時系列画像に基づいた顔面神経麻痺の定量評価 各表情筋項目の重要性の検証と少ない表情項目の組み合わせで評価可能な「トリアージ10点法」の提案. Facial N Res Jpn, **34**：109-111, 2014.

26) 松代直樹, 小嶋寛明：「トリアージ10点法」は顔面神経麻痺の適確かつ簡便な評価を可能とするか? 柳原40点法との相関性の検証. Facial N Res Jpn, **34**：112-114, 2014.

27) 和佐野浩一郎, 荒木康智：人工知能(AI)による機械学習を用いた柳原法標準化への試み. Facial N Res Jpn, **40**：67-69, 2020.

28) 櫻田国治, 家永直人, 梶田大樹ほか：3次元顔再構成AIを用いた非対称的な表情運動の定量的評価手法の開発. Facial N Res Jpn, **41**：7-9, 2021.

29) 児嶋 剛, 長谷部孝毅, 堀 龍介：3次元顔認証システムによるリアルタイム顔面神経麻痺評価. Facial N Res Jpn, **41**：10-12, 2021.

MB ENT, 282 : 17-23, 2023

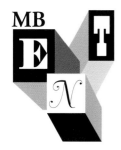

◆特集・顔面神経麻痺を治す

顔面神経麻痺の電気生理学的評価と予後

仲野春樹[*1]　和田晋一[*2]

Abstract　末梢性顔面神経麻痺の予後は，神経損傷の程度を Seddon の分類や Sunderland の分類に基づいて評価し予測する．Seddon の分類は，神経損傷をニューラプラキシア，軸索断裂，神経断裂の 3 つに分けている．ニューラプラキシアは，予後良好で，ほとんど完治する．軸索断裂の場合には，1 日 1 mm の速さで神経が再生し回復に至る．神経断裂の場合には，随意収縮の回復は不完全で，迷入再生が生じ病的共同運動が出現する．Electroneurography(ENoG)は顔面神経を刺激して口輪筋などから複合筋活動電位(CMAP)を記録し，CMAP の振幅の患健側比を計測する検査である．ENoG 値が低いほど，軸索断裂または神経断裂した神経線維の割合が大きく，予後不良であることを示す．また，神経興奮性検査(nerve excitability test：NET)は顔面神経を刺激し，表情筋の収縮を肉眼的に観察して，筋収縮を起こす最小閾値の電流量を患側と健側で比較する方法で，ENoG の補助的な検査として用いられる．

Key words　顔面神経麻痺(facia nerve palsy)，electroneurography，神経興奮性検査(nerve excitability test)，筋電図(electromyography)，Seddon の分類(Seddon's classification)，Sunderland の分類(Sunderland's classification)

はじめに

Bell 麻痺や Hunt 症候群，外傷などを原因とした末梢性顔面神経麻痺の予後は様々である．一般的に末梢神経障害の予後は，神経障害の程度に依存する．Seddon の分類[1]および Sunderland の分類[2]は，神経損傷の程度を，損傷された構成要素によって分けた分類である．神経損傷が Seddon の分類や Sunderland の分類のどの段階に該当するかは，electroneurography(ENoG)[3]などの電気生理検査を用いて判断する．ただし，顔面神経麻痺の予後を考える際には，神経束構造を欠くなど四肢の神経との違いも踏まえておく必要がある．

そこで，本稿では，末梢性顔面神経麻痺の予後予測に必要な神経損傷の分類と顔面神経麻痺における特徴および電気生理学的評価(ENoG，神経興奮性検査，表面筋電図)について概説する．

末梢神経の構造と神経損傷の分類(表 1)

1．末梢神経の構造

神経線維は 1 本の軸索とこれを覆う髄鞘とシュワン細胞からなる．神経線維が集まって神経束となるが，この神経束の内部の間質が神経内膜で，神経束の外枠を作っているのが神経周膜である．神経束はいくつか集まって神経外膜に囲まれた神経幹となる．ただし，顔面神経の場合には神経束構造が欠如もしくは不完全な部分がある．

2．Seddon の分類[1]

Seddon の分類は，髄鞘，軸索，神経内膜の 3 つの要素で，1 本の神経線維の損傷の程度を ① ニューラプラキシア，② 軸索断裂，③ 神経断裂の 3 つに分けた分類である(表 1, 図 1)．① ニューラ

[*1] Nakano Haruki，〒 569-8686 大阪府高槻市大学町 2-7 大阪医科薬科大学総合医学講座リハビリテーション医学教室，講師
[*2] Wada Shin-Ichi，神戸学院大学栄養学部臨床検査学第 3 部門，教授

表 1. 神経損傷の分類

損傷部位	髄鞘	髄鞘軸索	髄鞘軸索神経内膜	髄鞘軸索神経内膜神経周膜	髄鞘軸索神経内膜神経周膜神経外膜
回復	する	する	不完全	しない	しない
病的共同運動	でない	でない	でる	でない	でない
Seddon の分類	ニューラプラキシア	軸索断裂	神経断裂*		
Sunderland の分類	Ⅰ	Ⅱ	Ⅲ	Ⅳ	Ⅴ
栢森による Seddon の分類	ニューラプラキシア	軸索断裂	神経断裂		

＊ Sunderland 分類の V のみを Seddon 分類の神経断裂として扱う研究者もいる

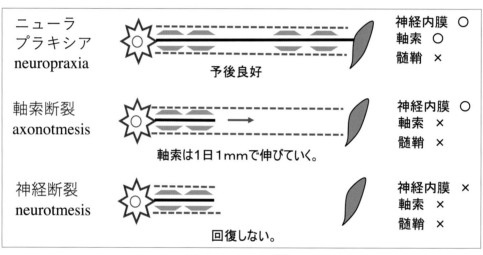

図 1. Seddon の分類
髄鞘，軸索，神経内膜の 3 つの要素で，神経線維の損傷の程度を ① ニューラプラキシア，
② 軸索断裂，③ 神経断裂に分けている

プラキシアは，髄鞘だけが損傷され，軸索および神経内膜は正常である．ニューラプラキシアの場合 3 か月程度で髄鞘が復元され機能も回復する．② 軸索断裂は，髄鞘の損傷に加えて軸索も損傷されている．しかし，神経内膜は正常に保たれる．軸索は遡行変性あるいは Waller 変性をきたし，髄鞘とともに消失する．すると周囲の間質組織，すなわち神経内膜のみが残り，トンネルが形成される．このトンネルの中を軸索が再生して伸びていけば回復が得られる．回復の速度はおよそ 1 日 1 mm といわれており，Bell 麻痺や Hunt 症候群の場合は膝神経節を含む顔面神経膝部から表情筋まで約 90 mm なので，回復までの日数に 90 日以上を要する．③ 神経断裂は，もっとも重度で髄鞘，

軸索，神経内膜を含むすべての構造の連続性が断たれた状態である．軸索は Waller 変性をきたす．その後，軸索は再生していこうとするが，道がなく筋まで到達できないため，実用的な回復は望めない．

3．Sunderland の分類[2)4)]

　Seddon の分類が 1 本の神経線維に着目しているのに対して，Sunderland の分類は神経幹全体に着目している．つまり，Sunderland の分類は，神経線維にある髄鞘，軸索および神経内膜だけでなく，さらに，これらを取り巻く神経周膜，神経外膜（神経上膜）の損傷の有無も加味している（表 1）．Ⅰ〜Ⅴ度に分類され，Ⅰ度，Ⅱ度は Seddon の分類のそれぞれニューラプラキシアと軸索断裂

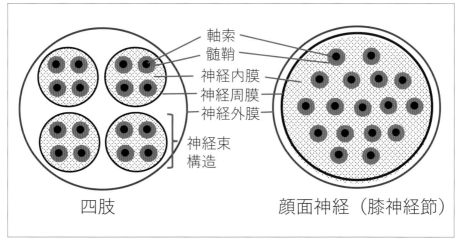

図 2. 四肢の神経幹と顔面神経の神経幹の構造
四肢の神経では，神経線維が集まり，神経周膜が囲んだ神経束構造が複数に分離して
存在する．一方，顔面神経の膝神経節のレベルでは，神経周膜は神経外膜の内側に沿っ
て存在するが，神経外膜から複数に分離した神経束構造を形成していない

に相当する．Ⅲ度は，髄鞘，軸索の他，神経内膜も損傷されているが，神経周膜，神経外膜は残っている状態である．神経軸索は伸びていくが，瘢痕組織に阻害され回復は不完全となる．また神経内膜がないため，迷入再生が起こり病的共同運動の原因となる．Ⅳ度は神経周膜まで損傷されているが神経外膜は残っている状態，Ⅴ度は神経周膜も神経外膜も損傷されている状態と定義される．Ⅳ，Ⅴ度では神経の回復は得られない．

Seddon の分類の神経断裂と，Sunderland の分類を対応させる方法は，研究者により異なる．神経内膜が損傷されているということに着目すれば，神経断裂は Sunderland のⅢ，Ⅳ，Ⅴ度がいずれも相当する（本稿でもそのように扱う）．ただし，神経すべての連続性がないという点に着目して，Ⅴ度のみを神経断裂として扱う研究者もいる[4]．

4．顔面神経における神経線維の配列の特徴

末梢神経には，通常神経周膜が囲む神経束がある．しかし，Sunderland の研究[5]によると顔面神経の場合には，小脳橋角から膝神経節に入る前までは神経周膜はなく，膝神経節で神経周膜が形成される．ただし，膝神経節では，神経周膜はあっても神経外膜の内側に沿って存在するだけで，神経外膜から複数に分離し独立した神経束構造が形成されるには至っておらず未完成である（図2）．

四肢の末梢神経では，類似した機能の神経が一つひとつの神経束の中に集まっているが，顔面神経の場合には，分離した神経束構造がなく様々な機能の神経が混在しているため，迷入再生による病的共同運動が顕在化しやすくなる．

5．顔面神経麻痺における神経損傷の分類

一般的に Sunderland のⅣ，Ⅴ度は主に外傷で起こり，Bell 麻痺や Hunt 症候群の場合には，Sunderland のⅢ度以上であっても，Ⅳ，Ⅴ度までには至らず，Ⅲ度の損傷にとどまる[6]．病的共同運動は，Ⅳ，Ⅴ度の損傷では生じず，Ⅲ度のみで起こることからも，このことは裏付けられる．

顔面神経麻痺では Sunderland のⅣ，Ⅴ度の損傷は稀なこと，また，神経束構造がないことから，Sunderland の分類をそのまま使うには齟齬がある．栢森[7]は Seddon の分類で，神経断裂に Sunderland 分類のⅢ度と同じ定義をあてがい，顔面神経麻痺にあてはまるように便宜を図っている（表1）．

ENoG

1．概　要

ENoG は運動神経伝導検査を用いた顔面神経麻痺の重症度の評価法である．顔面神経を刺激して表情筋の複合筋活動電位（CMAP）を記録し，CMAP の振幅の患健側比（患側／健側），すなわち

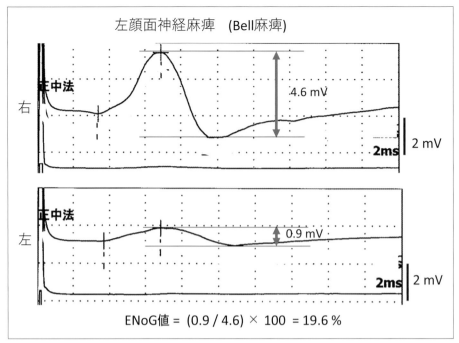

図 3. ENoG の結果

左顔面神経麻痺(Bell 麻痺). 健側(右)の複合筋活動電位(CMAP)振幅は 4.6 mV である
のに対し,患側(左)の CMAP は 0.9 mV である. ENoG 値は,患健側比(患側／健側)
をとり 19.6％と計測できる. 19.6％は正常あるいはニューラプラキシアの割合を示し,
逆に,減少分の 80.4(100−19.6)％は軸索断裂あるいは神経断裂の割合を示す

ENoG 値を計測する(図 3)[3]. ENoG は病変の遠位
を刺激することになるため,ENoG 値は,変性を
免れた軸索の割合を反映する. ENoG 値が低いほ
ど,軸索が変性した神経線維(軸索断裂または神
経断裂)の割合が大きく,予後が不良であると予
測できる.

2. 測定方法

顔面神経への刺激は,茎状突起付近で顔面神経
本幹を刺激する. 我々の施設では,刺激電極に操
作がしやすい棒電極を用いて,陰極を茎乳突孔近
傍(乳様突起と茎状突起の間)に,陽極を外眼角と
陰極を結ぶ延長線上にあて,下から突き上げるよ
うに顔面神経本幹を刺激している(図 4)[8]. 刺激は
健側から行い,持続時間 0.2 msec,刺激頻度 1 Hz
の設定で徐々に電流を上げる. 刺激強度は最大上
刺激になるが,40 mA を最大刺激の目安にしてい
る. 他に,耳介の後面あるいは前面で,各分枝の
最大振幅を探して刺激する方法もあるが,検者の
技量が必要になる.

一方,CMAP の記録は口輪筋,鼻筋,眼輪筋な

どから記録できるが,筋量の多い口輪筋が用いら
れることが多い. 本邦における口輪筋を用いた一
般的な方法は,基準電極を鼻唇溝に,導出電極を
上口唇斜め上に置き,口輪筋から記録する方法
(一般法)である(図 5)[9]. また,我々の開発した正
中法は,基準電極をオトガイ隆起部に,導出電極
を人中におく方法である(図 5)[10)11]. 正中法は,電
極間距離が長いため,一般法よりも大きな振幅が
得られやすく,また予後予測も一般法よりも精度
が高いため,近年普及してきている.

なお,神経変性が病変部位から刺激部位(茎状
突起付近)に進行するまで 7〜10 日要するため,そ
れ以降の発症 10〜14 日の検査値がもっとも信頼
できる.

3. ENoG 値と神経損傷の分類との関係

ニューラプラキシアの場合には,病変より遠位
の軸索や髄鞘は保たれているため,病変より遠位
の刺激で CMAP が誘発できる. 一方,軸索断裂
あるいは神経断裂の場合は,病変より遠位の軸索
は変性しているため,病変より遠位の刺激で

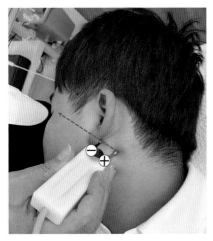

図 4. ENoG および NET の刺激方法
刺激は棒電極を用いて，陰極を茎乳突
孔近傍（乳様突起と茎状突起の間）に，
陽極を外眼角と陰極を結ぶ延長線（点
線矢印）上にあて，下から突き上げる
ように顔面神経本幹を刺激する

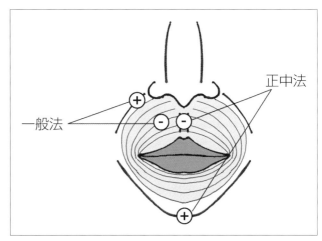

図 5. 正中法および一般法における測定電極位置
正中法は基準電極（＋）をオトガイ隆起部，導出電極（－）を
人中に設置，一般法は基準電極（＋）を鼻唇溝に，導出電極
（－）を上口唇斜め上に設置する

CMAP は誘発されない．しかし，実際の Bell 麻痺
や Hunt 症候群の損傷の状態は，ニューラプラキ
シア，軸索断裂，神経断裂に至るまで様々な程度
が混在している．したがって，病変の遠位の刺激
で得られた ENoG の値は，軸索の変性を免れた正
常あるいはニューラプラキシアの割合を反映する
ことになる．逆に，減少分の 100-ENoG 値は軸索
断裂あるいは神経断裂の割合を示す．なお，軸索
断裂と神経断裂の割合は ENoG 値では判定できな
いが，ENoG 値が小さいほど，重度な損傷を意味
するので，軸索断裂より神経断裂が多くなると考
えられる．

4．ENoG 値による 3 つの予後のタイプ

ENoG が低いほど回復は遅く，後遺症も重度に
なりやすいが，栢森[12]は，ENoG 値から柳原 40 点
法で回復経過を追った結果から，予後を以下の 3
つのグループに分けている．

① ENoG 値≧40％のグループ：主に脱髄と軸索
断裂のみ．1～3 か月で後遺症を残すことなく随
意運動も完治する．

② 10≦ENoG 値＜40％のグループ：脱髄と軸索
断裂の他に神経断裂も生じてくる．随意運動の回
復は約 4 か月で，随意運動はほぼ完治するが，軽
度の後遺症が残る．

③ ENoG 値＜10％のグループ：回復は不完全と
なり，明確な後遺症が出現する．

この 3 つのタイプを目安にすると予後を考えや
すい．

5．ENoG 値と治癒期間および病的共同運動との関係

我々が ENoG 値と治癒期間の関係を調べたとこ
ろ，ENoG 値が 40％以上では 2 か月以内の治癒，
20～40％未満では 4 か月以内の治癒，10～20％未
満では 6 か月以内の治癒が見込まれ，10％以下に
なると 6 か月以上の治癒，もしくは非治癒となっ
ていることがわかった．そこで，以上の結果を治
癒期間の予後推定基準として，予後予測の参考に
している[13]．また，後遺症である病的共同運動に
ついては，およそ 40％以下で発症すること[14]，重
症度については，10％未満群では 10～20％群と比
較して病的共同運動の出現率が高く重度になる[15]
ことが示されている．

6．ENoG の臨床応用
1）手術適応

ENoG 値は手術（顔面神経減荷術）の適応につい
ても参考にされている．麻痺の程度が柳原法（40
点法）スコア 8 点以下で，ENoG 値が 10％以下の
際に手術が考慮される[16]．

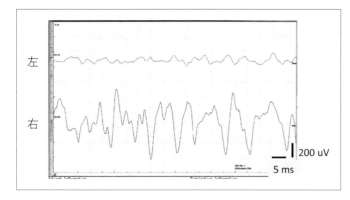

図 6.
表面筋電図の記録
左顔面神経麻痺(Bell 麻痺). 口輪筋健側(右)は筋電位の波形が記録されるが, 患側(左)では電位はほとんど記録されていない

2）リハビリテーション治療の適応

リハビリテーション治療は, 顔面拘縮や病的共同運動の予防と改善のために行われる. リハビリテーションの適応を決めるための ENoG 値の定まった基準はない. しかし, 不全麻痺で, ENoG 値が 40% 以上であれば, 予後は良好と考えられる. そこで, 当院では臨床症状も考慮して, 臨床的に完全麻痺(柳原法 10 点以下)あるいは ENoG 値 40% 以下の症例を, リハビリテーション治療を導入する目安としている.

神経興奮性検査(nerve excitability test：NET)

1．特　徴

NET は顔面神経を刺激し, 表情筋の収縮を肉眼的に観察して, 筋収縮を起こす最小閾値の電流量を患側と健側で比較する方法である. 検査手技は簡便であるが, 肉眼的観察であるため正確度においてやや劣る. そのため, 単独で行うことは少なく ENoG と組み合わせて実施するのが一般的である.

2．測定方法

刺激方法は ENoG の測定時と同様で, 茎乳突孔近傍で顔面神経本幹を刺激する(図 4). 正中法などの口輪筋を用いた ENoG の記録電極を装着しておくと顔面表情筋の動きを肉眼的に確認するだけでなく, 口輪筋周辺の CMAP 波形の振幅を同時に確認することで客観的に評価できる. 筋収縮を起こす電流の最小閾値を記録し, その後, 刺激電流を上げ ENoG へと移行すると効率的である. 患側と健側の絶対値の差(nerve excitability difference：NED)を求め評価する.

3．評価方法

NET の予後判定基準としては, NED が 3.5 mA 以内であれば予後良好, 3.5 mA 以上あるいは scale out のものを予後不良とする[17]. NET は ENoG に比し簡便に測定ができるが, NED が 3.5 mA 以内の症例の 10% 程度が予後不良であり, ENoG に比較して正確性は劣るとされる[18].

4．問題点

肉眼的観察を用いる本検査では, 変性の程度を定量的に判定することは困難であるので, CMAP 波形の振幅を同時に確認することで客観性を保つことができる. また, 肥満では刺激閾値の絶対値が大きくなるなど個人差が大きいため, 刺激位置および観察部位を左右対称にすることが必要である. そのためには, 本幹刺激位置を正確に認識することが重要である.

表面筋電図

表情筋の随意収縮の評価に表面筋電図が用いられる. 左右の眼輪筋や口輪筋に表面電極を設置し, 患者に「強閉眼」や「口を「イー」とする」などの随意運動を行ってもらい, 筋に発生した筋電位を記録する. 患健側を比較することで, 表情筋の収縮の状態を客観的に評価できる(図 6). 筋電位を一定時間の積分値をとり, 積分値の患健側比をとると, paralysis index と呼ばれる定量的な評価にもなる[19]. 発症当初, 随意収縮による筋電位がなくても, ニューラプラキシアであれば予後は良好なので, 予後予測に関する有用性は乏しい. 随意収縮の回復過程を経時的に追っていくのに有用である[20].

文　献

1) Seddon HJ：Three types of nerve injuries. Brain, **66**：237-288, 1943.
Summary　Seddon の分類の体系的な解説.

2) Sunderland S：The peripheral nerve trunk in relation to injury. A classification of nerve injury, Sunderland S(Author)：133-141, Nerve and Nerve Injuries, 2nd edition. Churchill Livingstone, 1978.
Summary　Sunderland の分類の体系的な解説.

3) Esslen E：Electromyography and electroneurography. Fisch U(Editor)：93-100, Facial Nerve Surgery. Kugler/Aesculpius, 1977.

4) Mackinnon S, Colbert SH：Principles and techniques of peripheral nerve repair, grafts and transfers. Thorne CH(editor in chief)：77-86, Grabb and Smith's Plastic Surgery- 7th edition. Lippincott Williams and Wilkins, Wolters Kluwer busuiness, 2014.
Summary　Sunderland の分類について，理解を助ける図と簡潔な説明がある. Sunderland の原著は英語が難解なため，参考にするのにおすすめする.

5) Sunderland S：Some anatomical and pathophysiological data relevant to facial nerve injury and repair. Fisch U(Editor)：47-61, Facial Nerve Surgery. Kugler/Aesculpius, 1977.

6) 青柳　優：顔面神経麻痺の診断. 日本顔面神経研究会(編)：15-18, 顔面神経麻痺診療の手引—Bell 麻痺と Hunt 症候群—. 金原出版, 2011.

7) 栢森良二：第5章　顔面筋の役割と顔面神経麻痺の病態生理. 栢森良二(著)：38-45, 顔面神経麻痺のリハビリテーション　第2版. 医歯薬出版, 2018.
Summary　顔面神経麻痺のリハビリテーション診療のバイブル. 病態から手技まで詳細に記載されている.

8) 和田晋一：顔面神経麻痺予後診断のための Electroneurography(ENoG)の測定手技. 天理医療大学紀要, **10**：14-21, 2022.

9) 稲村博雄：Electroneurography(ENoG)の測定手技とその予後診断的意義. Facial N Res Jpn, **17**：16-18, 1997.

10) Wada S, Haginomori S, Mori A, et al：The midline electroneurography method for facial palsy reflects total nerve degeneration. Acta Otolaryngol, **133**：327-333, 2013.

11) Haginomori S, Wada S, Takamaki A, et al：A novel electroneurography method in facial palsy. Acta Otolaryngol, **130**：520-524, 2010.

12) 栢森良二：第9章　顔面神経麻痺の回復過程. 栢森良二(著)：78-85, 顔面神経麻痺のリハビリテーション　第2版. 医歯薬出版, 2018.

13) 和田晋一, 萩森伸一, 仲野春樹ほか：正中法 Electroneurography(ENoG)の予後推定基準再検討——般法 ENoG との比較をもとに—. Facial N Res Jpn, **35**：135-137, 2015.

14) 岡崎愛志, 萩森伸一, 仲野春樹ほか：正中法 ENoG 値と病的共同運動出現の関係性について. Facial N Res Jpn, 42, 2020. in press.

15) Nakano H, Haginomori S, Wada S, et al：Electroneurography value as ana indicator of high risk for the development of moderate-to-severe synkinesis after Bell's palsy and Ramsay Hunt syndrome. Acta Otolaryngol, **139**：823-827, 2019.

16) 竹田泰三：顔面神経減荷術. 日本顔面神経研究会(編)：75-80, 顔面神経麻痺診療の手引—Bell 麻痺と Hunt 症候群—. 金原出版, 2011.

17) Jongkees LBW：Test for facial nerve function. Arch Otolaryngol, **89**：127-130, 1969.

18) 藤原崇志, 羽藤直人：顔面神経領域の検査 NET, ENoG. JOHNS, **29**：1566-1568, 2013.

19) 楯　敬蔵, 濵田昌史, 中谷宏章ほか：積分筋電図による顔面神経麻痺後遺症の評価. Facial N Res Jpn, **25**：70-72, 2005.

20) 綾仁悠介, 仲野春樹, 萩森伸一：顔面神経麻痺の治療効果を判定する. JOHNS, **38**：429-432, 2022.

MB ENT, 282：24-29, 2023

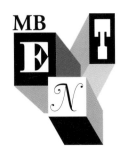

◆特集・顔面神経麻痺を治す

顔面神経麻痺の薬物療法

綾仁悠介*

Abstract 顔面神経麻痺に対する薬物療法は，急性期治療の中でもっとも重要である．初診時の随伴症状から Bell 麻痺と Hunt 症候群を鑑別し，さらに顔面神経麻痺の程度によって軽症，中等症，重症に分類する．そして，疾患種別と重症度に応じたステロイドと抗ウイルス薬の投与を行う．発症初期は頻回に診療し，麻痺の進行があれば，その重症度に準じた投与量に切り替える必要がある．また，Bell 麻痺と臨床上鑑別が難しい zoster sine herpete(ZSH)が存在することを把握し，抗ウイルス薬は帯状疱疹用量で投与することも検討する．妊婦，授乳婦，併存疾患をもつ患者に対しては，十分なインフォームド・コンセントのうえで，それぞれの専門科と密に連携することで，安全に薬剤を投与できるように配慮する．

Key words 顔面神経麻痺(facial palsy)，Bell 麻痺(Bell's palsy)，Hunt 症候群(Ramsay Hunt syndrome)，ステロイド(steroids)，抗ウイルス薬(antivirals)

はじめに

　顔面神経麻痺は，本邦で毎年4〜5万人が罹患する決して稀ではない疾患である．そのうち Bell 麻痺は約6割，Hunt 症候群は約2割を占める．Bell 麻痺，Hunt 症候群の自然治癒率はそれぞれ，70%，30%といわれているが，適切な治療を行うことでそれぞれ90%，60%と向上する．この稿で述べる薬物療法は，顔面神経麻痺の急性期における治療の中でもっとも重要である．可及的速やかに適切な量のステロイドと抗ウイルス薬を投与する必要があり，また安全に投与できるよう併存疾患などの患者背景にも十分な配慮を行うことが重要である．本稿ではステロイド，抗ウイルス薬について，その投与法と科学的根拠を述べる．また妊婦，授乳婦に対する薬物投与における注意点，ならびにステロイド投与において留意しておくべき併存疾患について説明する．

基本的な薬物療法

　ここでは Bell 麻痺，Hunt 症候群に対する薬物治療について述べる．Hunt 症候群の原因が水痘帯状疱疹ウイルス(VZV)の神経節内での再活性化であることはよく知られているが，Bell 麻痺についても単純ヘルペスウイルス(HSV)が強く関与することが明らかになった．これらの疾患は，ヘルペスウイルスによる側頭骨内の神経炎と浮腫が主病態である．したがって薬物治療は，炎症や浮腫を軽減させるステロイドと，原因となるヘルペスウイルスの増殖を抑制する抗ウイルス薬が2本柱となる．

1．ステロイド

　投与時期としては，早期に投与するほど有効であるが，遅くとも浮腫が高度になる7日以内の投与開始が望ましい．顔面神経麻痺の重症度別に投与量を区別し，投与する．すなわち，柳原法で麻

＊ Ayani Yusuke，〒 569-8686 大阪府高槻市大学町 2-7　大阪医科薬科大学耳鼻咽喉科・頭頸部外科学教室，講師(准)

表 1. Bell 麻痺に対する急性期の薬物治療

軽度麻痺(20 点以上)	中等度麻痺(18〜12 点)	高度麻痺(10 点以下)
外来治療		入院治療
プレドニゾロン 30 mg/日 (漸減内服 10 日間)	プレドニゾロン 60 mg/日 (漸減内服 10 日間)	プレドニゾロン 120〜200 mg/日 (漸減点滴 10 日間)
	バラシクロビル 1,000 mg/日 (内服 5 日間)	
ビタミン B$_{12}$, ATP 製剤, 循環改善薬		

(文献 1 より改変引用)

表 2. Hunt 症候群に対する急性期の薬物治療

軽度麻痺(20 点以上)	中等度麻痺(18〜12 点)	高度麻痺(10 点以下)
外来治療		入院治療
プレドニゾロン 30 mg/日 (漸減内服 10 日間)	プレドニゾロン 60 mg/日 (漸減内服 10 日間)	プレドニゾロン 120〜200 mg/日 (漸減点滴 10 日間)
バラシクロビル 3,000 mg/日またはファムシクロビル 1,500 mg/日 (内服 7 日間)		アシクロビル 750 mg/日 (静注 7 日間)
ビタミン B$_{12}$, ATP 製剤, 循環改善薬		

(文献 1 より改変引用)

痺スコア 20 点以上を軽症，麻痺スコア 12〜18 点を中等症，麻痺スコア 10 点以下を重症として，軽症に対してはプレドニゾロン(PSL)を 30 mg/日，中等症に対しては 60 mg/日，重症に対しては 120〜200 mg/日を初回投与量とし，7〜10 日間で漸減終了するのが一般的である(表 1，2)[1]．注意すべきこととして，発症数日間で麻痺が悪化する可能性があることが挙げられる．症状の変化に注意し，特に初診時に軽症の場合は短期間で再診することとし，症状の増悪を見逃さないようにする．増悪した場合には中等症，重症例に準じステロイドの投与量を増量する．村上は，麻痺スコアの経時的な推移に合わせてステロイドの投与法を変更する，実践的な方法を報告している[2]．初診時に，麻痺スコア 24 点以上の群では PSL 30 mg/日の内服を 3 日間，22 点以下の群では 60 mg/日を 3 日間投与する．そして 3 日後に再診し，その際の麻痺スコアが 16 点以上であれば PSL 30 mg/日から 4 日間で漸減，14 点以下に悪化した場合には 60 mg/日から 11 日間で漸減投与する．以上のようなプロトコールを用い，良好な治療成績を報告している[2]．当科では顔面神経麻痺の症状の進行があり得ることに鑑みて，症状の程度にかかわらずあらかじめ中〜重症例に準じた PSL 80 mg/日を初回投与量とし，8 日間で漸減終了させる，

表 3. 当科の顔面神経麻痺に対するステロイド投与のプロトコール

プレドニゾロン 80 mg/日×2 日(点滴)(1，2 日目)
プレドニゾロン 60 mg/日×2 日(点滴)(3，4 日目)
プレドニゾロン 40 mg/日×2 日(点滴)(5，6 日目)
プレドニゾロン 20 mg/日×2 日(内服)(7，8 日目)
総量 400 mg，計 8 日間

総量 400 mg のメニューで治療をしている(表 3)．時間外診療などで，後に述べる合併症の除外が直ちに困難である場合には，まずは PSL 30 mg/日を内服させ，精査の後に増量させるとよい．

ステロイド投与の科学的根拠：Bell 麻痺に対する通常量の全身ステロイド投与については，複数のランダム化比較試験が実施されている．その中で，ステロイド通常量投与群の非治癒率および後遺症の発症率は，いずれもプラセボ群と比較して小さかったという結果がある[3]．すなわち，高い有効性が確立されておりエビデンスレベルも高く，Bell 麻痺に対する通常量の全身ステロイド投与は必須の治療となる．Bell 麻痺に対する高用量ステロイドの投与については観察研究であるものの，重症例でその有効性を確認することができている[4]．したがって，Bell 麻痺において重症例に対しては急性期治療として高用量ステロイドの投与を考慮してよい．一方，Hunt 症候群ではコント

ロールにステロイド非投与群を含む研究論文は極めて少ない[5]．高用量ステロイドの全身投与について，鈴木らは観察研究において有意差はないものの非治癒が少なくなる傾向がみられたと報告している[4]．以上よりHunt症候群に対するステロイド投与については効果は認められるものの，より質の高い研究の集積が期待される．

2．抗ウイルス薬

抗ウイルス薬の薬理作用はウイルスの合成を阻害するというものであり，既に増殖したウイルスには無効である．したがって，投与時期はできるだけ早期に，遅くとも発症3日以内の投与開始が望ましい．Bell麻痺では，抗ウイルス薬は中等症，重症例にのみ使用し，HSV用量の抗ヘルペスウイルス薬を5日間経口投与する（表1）．Hunt症候群では，原因ウイルスが明確であるため，麻痺の程度にかかわらずVZV用量の抗ヘルペスウイルス薬を7日間投与するのが一般的である（表2）[1]．Bell麻痺の多くはHSVの再活性化で生じることが明らかになってきているが，Bell麻痺として治療を受けた患者の中に，VZVが関与するものの顔面神経麻痺以外の症状がないzoster sine herpete（ZSH）がおよそ10〜20%含まれている．このZSHはBell麻痺と臨床上鑑別が難しく，Hunt症候群と同様に予後不良例が多い．したがって，Bell麻痺の軽症と判断した場合にも，抗ウイルス薬の投与は考慮すべきである．このような背景から，当科では顔面神経麻痺症例の全例に，VZV用量で7日間の抗ウイルス薬投与を行っている．

近年，アメナメビルが帯状疱疹に対して保険適用となった．従来の抗ウイルス薬は腎排泄型が多く，腎機能低下例や高齢者では投与量の減量を検討する必要があるが，このアメナメビルは腎機能障害の存在にかかわらず使用できるという特長がある．当科ではアメナメビルを積極的に用いており，以前にアメナメビル投与群とバラシクロビル投与群で治療効果の比較検討を行い報告した[6]．本検討では，VZV関連麻痺においてアメナメビル投与群とバラシクロビル投与群との間に治癒率に差がなかった．また，Bell麻痺でも同等の治癒率であった．この結果から，アメナメビルは顔面神経麻痺治療において，既存の抗ウイルス薬と同等の効果を有することが示唆された．また，アメナメビルがHSVに対しても臨床的に有効であると考えられた．アメナメビルは基礎研究でHSVに対しても有用性が確認されており[7]，今後アメナメビルは抗ヘルペスウイルス薬の中心となることが期待される．

抗ウイルス薬投与の科学的根拠：Bell麻痺ではステロイド単独群とステロイドにバラシクロビルを併用した群の比較研究の報告がある．重症例やヘルペスウイルスの関与が証明できた症例においては，バラシクロビルの有意な併用効果を認めたが，Bell麻痺症例全体では有意な併用効果は認めなかった[8]．Bell麻痺で抗ウイルス薬をルーチンで投与するための科学的根拠は乏しいが，重症例においては抗ウイルス薬投与をステロイドと併用するのがよいと考えられる．Hunt症候群では古い観察研究が多く，抗ウイルス薬投与のエビデンスレベルは低い．しかし，皮膚疾患である帯状疱疹への抗ウイルス薬の有効性が確立されており，同じVZVが原因のHunt症候群に対しても抗ウイルス薬投与は行うべきといえる．

3．その他の薬剤

末梢神経においては神経損傷の直後から神経再生が始まっている．この神経再生の補助目的で，ビタミンB_{12}，ATP製剤，循環改善薬が投与される場合が多い．ただし，あくまで薬物治療に重要であるのは先に述べたステロイドと抗ウイルス薬であり，これらの薬物治療の効果は軽微であると考えられ，補助的な投与として考慮するのがよい．

妊婦，授乳婦に対する薬物治療

流産の自然発生率は15%，先天異常の自然発生率は2〜3%といわれている．このような一定数のトラブルは自然発生するものであるものの，妊娠中に投薬があった際には，どうしてもその薬剤に原因を求めようとし，後悔することになる．この

ような不幸な事態を招かないよう，産婦人科医とも相談し，十分なインフォームド・コンセントのうえで，投薬を行うのは言うまでもない．それを前提として，ここでは妊婦，授乳婦に対するステロイド，抗ウイルス薬投与における基本知識を述べる[9]．

ステロイドについては，PSL はヒトでは胎盤通過性が低く，胎児への移行が少ないため比較的安全とされる．しかし，口唇口蓋裂については約3.4倍にリスクが増加するという報告があるため，口蓋形成の完了する胎生 12 週，すなわち妊娠 14 週までは PSL の投与は避けるのが無難である．妊娠中期〜後期においては，デキサメタゾンやベタメタゾンは胎児の治療目的に用いられるほどに胎児移行性が高いため，投与は避けるのがよい．抗ウイルス薬については，アシクロビルと，そのプロドラッグであるバラシクロビルはそれぞれ，数百人規模の比較研究において，流産の増加や先天異常の発生率増加は認められなかったというデータがある．これらのデータからアシクロビル，バラシクロビルについては催奇形性のリスクを増加させることはないと考えられている．アメナメビルは臨床応用から日が浅いため，妊娠中の使用に関する情報はない．

PSL の母乳移行については，母親が 80 mg/日の投与を受けた際に，児の摂取量は母親の摂取量の 0.1%程度，内因性副腎皮質ホルモンの 10%以下であったという報告がある．したがって，PSL 投与中も授乳可能であると考えられている．アシクロビルは，母乳を介して児が摂取する量が母親の摂取量の 1%程度まで減少するという報告がある．バラシクロビルに関しても同様の報告があり，この 2 剤に関しては授乳婦に対しても比較的使用しやすいといえる．アメナメビルに関しては，妊娠中のデータと同様，母乳移行に関するデータはない．

ステロイド治療において注意する併存疾患

ステロイドホルモンは抗炎症作用・免疫抑制作用をはじめ，様々な薬効をもつ．臨床ではそれが副作用として現れることを十分に理解しておく必要がある．糖尿病，高血圧，B 型肝炎，精神疾患，緑内障などの併存疾患を有する症例に対してステロイド投与するにあたっては，まずこれら併存疾患に対して適切な対応を行っておく．

1．糖尿病

糖尿病合併例に漫然とステロイドを投与すると，糖新生の亢進とインスリン感受性の低下により，糖尿病状態を悪化させる．インスリン療法などの介入を行いながらステロイド治療をすべきであり，糖尿病内科医と連携することが望ましい．以前，我々は糖尿病を合併する顔面神経麻痺に対し，インスリン投与のもとステロイド大量治療を行い，糖尿病非合併患者と変わらない顔面神経麻痺の治療成績が得られたことを報告している[10]．また，インスリン投与の結果，患者全体として糖尿病の増悪や，より濃厚な糖尿病治療への変更はなかった[11]．つまり，インスリン併用下でのステロイド短期大量投与は糖尿病を悪化させず，糖尿病を合併した顔面神経麻痺患者に安全に施行できる治療法と考えられる．

2．高血圧

ステロイド投与による血圧上昇は，ナトリウム再吸収促進や血管収縮作用や血管内皮機能障害などが原因として考えられているが，十分には解明されていない．ステロイド投与量の増加に伴い，血圧上昇度が大きくなるために注意が必要である．したがって，高血圧合併例にステロイド治療を行う際には，血圧管理に留意し，血圧上昇が発現すれば内科医との連携をとるべきである．

3．B 型肝炎

B 型肝炎ウイルス(HBV)感染患者においては，免疫抑制療法や化学療法で HBV が再活性化することが知られている．HBV 感染の既往があるのみの患者からも再活性化する可能性があり，注意を要する．ステロイド投与にあたっては日本耳鼻咽喉科頭頸部外科学会から提唱されている，「突発性難聴，顔面神経麻痺等のステロイド治療にお

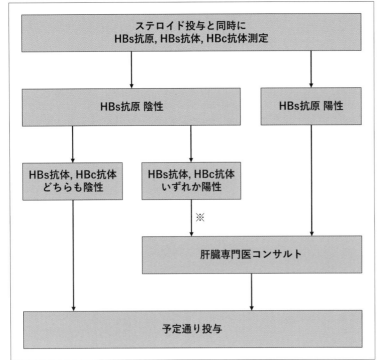

図 1.
顔面神経麻痺のステロイド治療における HBV 再活性化防止に関するフロー図
※ステロイドを2週間以上投与する場合，かつ HBV ワクチンの接種歴が明確でない場合
（文献 11 より改変引用）

ける HBV 再活性化防止に関する指針（第2版）」を参考にするとよい[12]．そのフローチャートを図 1 に示す．全身ステロイド治療を行う場合，ステロイド投与と同時に HBs 抗原，HBs 抗体，HBc 抗体の検査を行う．HBs 抗原が陽性の場合は，治療を継続しつつ肝臓専門医に紹介する．また，HBs 抗原が陰性でも HBs 抗体，HBc 抗体のいずれかが陽性の場合，ステロイドを2週間以上投与する場合は B 型肝炎を発症する可能性があるため，肝臓専門医に紹介することが望ましい．ただし，HBs 抗体が単独で陽性の場合で HBV ワクチンの接種歴がある患者は除く．

4．精神疾患

ステロイドは精神症状の発症リスクが高い薬剤である．耳鼻咽喉科領域からもステロイド精神病の発症の報告があり，ステロイドによる精神障害の発症は用量依存的で PSL 投与量が 40 mg/日を超えるとうつ病の発症率が増加すると述べられている[13]．ステロイド投与量が多い治療早期に発症する可能性があるため，うつ病など精神疾患の既往のある患者に対しては，ステロイド投与開始前に精神神経科医に相談し，ステロイドの投与量の減量を検討する必要がある．

5．緑内障

ステロイドを投与することで，その量や種類，濃度に関係して，眼圧上昇が生じる[14]．ステロイド緑内障は徐々に眼圧上昇をきたすため，緑内障の既往のある患者においては，そのかかりつけの眼科医にステロイド投与について情報提供を行い，ステロイド投与後の眼圧測定などのフォローアップを依頼しておく必要がある．

まとめ

ステロイド，抗ウイルス薬は顔面神経麻痺の症状増悪と ZSH の存在に留意して，投与量を適切に判断する必要がある．また妊婦，授乳婦，併存疾患など患者背景に注意して，それぞれ専門科との連携を行い，安全に薬物治療を行うことが肝要である．

参考文献

1) 村上信五：急性末梢性顔面神経麻痺に対する急性期の治療：55-59，顔面神経麻痺診療の手引―Bell 麻痺と Hunt 症候群―（2011 年版）．金原出版，2011.
2) 村上信五：Bell 麻痺の VZV 感染に対応できる実践的薬物治療．宿題報告，ウイルス性顔面神

経麻痺—病態と後遺症克服のための新たな治療—：116-121, 2015.

3) Austin JR, Peskind SP, Austin SG, et al：Idiopathic facial nerve paralysis：a randomized double blind controlled study of placebo versus prednisone. Laryngoscope, **103**：1326-1333, 1993.

4) 鈴木　翼, 鈴木健二, 大畑光彦ほか：末梢性顔面神経麻痺の予後予測と治療法に関する検討. 麻酔, **61**：299-306, 2012.

5) Coulson S, Croxson GR, Adams R, et al：Prognostic factors in herpes zoster oticus(ramsay hunt syndrome). Otol Neurotol, **32**：1025-1030, 2011.

6) 菊岡祐介, 萩森伸一, 綾仁悠介ほか：末梢性顔面神経麻痺に対するアメナメビル併用の有効性の検討. Facial N Res Jpn, **41**：108-110, 2021.
Summary　アメナメビル投与群 62 例とバラシクロビル投与群 320 例でステロイドに併用する抗ウイルス薬の治療効果を比較した. 治癒率は, Bell 麻痺ではそれぞれ 88.7%, 85.3%で, VZV 関連麻痺ではそれぞれ 78.9%, 79.3%であり, 統計学的な有意差を認めなかった.

7) 前田裕美, 仲村英樹, 菊川義宣：抗ヘルペスウイルス薬 アメナメビル錠 200 mg(アメナリーフ® 錠 200 mg)の薬理学的特性と臨床効果. 日薬理誌, **153**：35-43, 2019.

8) Hato N, Yamada H, Kohno H, et al：Valacyclovir and prednisolone treatment for Bell's palsy：a multicenter, randomized, placebo-controlled study. Otol Neurotol, **28**：408-413, 2007.

9) 伊藤真也, 村島温子：妊娠・授乳期における医薬品情報：153-232, 薬物治療コンサルテーション妊娠と授乳 改訂 3 版. 南山堂, 2020.

10) Kanazawa A, Haginomori S, Takamaki A, et al：Prognosis for Bell's palsy：a comparison of diabetic and nondiabetic patients. Acta Otolaryngol, **127**：888-891, 2007.

11) 森　京子, 萩森伸一, 金沢敦子ほか：糖尿病を合併する顔面神経麻痺および突発性難聴患者に対するステロイド大量投与の糖尿病への影響について. Facial N Res Jpn, **31**：49-51, 2011.
Summary　糖尿病合併の 72 例に対してステロイド加療を行った. 糖尿病の治療内容は, ステロイド投与後 6 か月で, 投与前と比較し変化を認めなかった. また, 糖尿病未治療患者においては HbAlc が治療後に有意に低下していた.

12) 一般社団法人日本耳鼻咽喉科頭頸部外科学会：突発性難聴, 顔面神経麻痺等のステロイド治療における HBV 再活性化防止に関する指針(第 2 版). http://www.jibika.or.jp/members/information/info_nanchou_2.html

13) 佐藤佑樹, 増田正次, 甲能直幸：ステロイド精神病を呈した急性感音難聴の 1 例. 日耳鼻会報, **116**：969-974, 2013.

14) 有村尚悟, 稲谷　大：ステロイド緑内障. あたらしい眼科, **35**：1025-1028, 2018.

MB ENT, 282：30-38, 2023

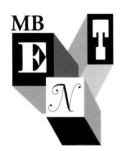

◆特集・顔面神経麻痺を治す

顔面神経麻痺の新しい治療法
—鼓室内ステロイド注入療法—

稲垣　彰*

Abstract　顔面神経麻痺の多くを占める Bell 麻痺や Hunt 症候群ではガイドラインに推奨される標準治療を適切に行っても不全麻痺，病的共同運動，顔面の拘縮といった後遺症が数％～数十％に生じることが知られている．本邦では標準治療への上乗せ治療として electroneurography によって予後不良と診断された症例に対して顔面神経減荷術を行うことが多いが，手技の技術的難度が高く合併症を生じさせたり，不十分な減荷のため十分な効果が得られなかったりする例がしばしばみられる．
　一方，鼓室内ステロイド注入療法は特別なトレーニングや器具を必要とせず，耳鼻咽喉科医であれば簡便に，安全に行うことができ，内耳疾患に対して国内外で広く用いられている．筆者らのグループでは本法が鼓室内に走行する顔面神経に対しても効果があるのではないかと考え臨床試験を行い，良好な結果を得た．本稿ではそのコンセプト，手技，適応，効果について紹介する．

Key words　鼓室内投与(intratympanic injection)，ステロイド治療(steroid treatment)，Bell 麻痺(Bell's palsy)，Hunt 症候群(Ramsay Hunt syndrome)，上乗せ治療(add-on therapy)

はじめに

　鼓室内注入療法は経鼓膜的に中耳に薬剤を投与する局所薬物療法である．しかし，標的は中耳粘膜よりもむしろ，中耳内に位置する重要臓器であり，内耳に正円窓を介して半透膜を通過する低分子量化合物，とりわけステロイドを投与する経路として用いられることのほうが多い．突発性難聴などの内耳疾患にセカンドラインの治療として国内外で広く用いられ，その効果や安全性については多くの知見が蓄積されている薬剤投与法である．

　一方，鼓室内には，内耳以外にも重要臓器が存在する．鼓室を取り囲むように走行する顔面神経はその一つであり，Bell 麻痺や Hunt 症候群でとりわけ強く神経が絞扼される顔面神経膝神経節や迷路部も鼓室に近接する．中耳粘膜と顔面神経鞘の血管は相互に交通があり，鼓室近傍の顔面神経管には高頻度で骨壁の裂隙が報告され，鼓索神経

管を介しても交通する．さらに，重度の顔面神経麻痺では骨壁から浮腫状の顔面神経が顔面神経管の弱い部分からヘルニア状に突出するのが高頻度で観察される．顔面神経を標的とした鼓室内注入療法は確立した治療法ではないが，これら鼓室と顔面神経の交通から局所薬物療法の経路として機能する可能性がある．そのような発想から筆者らのグループは顔面神経麻痺に対して鼓室内ステロイド注入療法の臨床試験を行い，局所ステロイド投与療法としての機能を示唆する良好な成績を得た．本稿では筆者らの治療経験を交え，本法について解説する．

顔面神経麻痺に対する 鼓室内ステロイド注入療法の位置づけ

　顔面神経麻痺は様々な原因で生じるが，本邦では 53％を占める Bell 麻痺，14％を占める Hunt 症候群の割合が大きく，合計で 67％と過半を占め

---

* Inagaki Akira，〒440-0837　愛知県豊橋市三ノ輪町字三ノ輪 8-3　豊橋サージクリニック，院長

る[1]. これらの疾患は，Bell 麻痺では主として単純ヘルペスウイルス，Hunt 症候群では水痘・帯状疱疹ウイルスの側頭骨内，とりわけ膝神経節での再活性化が病因と推定されており，側頭骨内顔面神経のヘルペス属によるウイルス性炎症という共通の病態をもつ．ステロイド，抗ウイルス薬による治療が標準治療として確立されているが，特にステロイドの投与には多くのエビデンスがあり，本邦をはじめ[2]，米国，カナダ，フランスの診療ガイドラインでもその投与が推奨されている[3]～[5].

ガイドラインに推奨される標準治療を早期，通常，発症から 3 日以内に適切に開始することで多くの症例，Bell 麻痺では 93％程度[6]，Hunt 症候群では 70％程度[7]が治癒に至る．しかしこのことは，およそ 1～3 割の患者には表情筋の不全麻痺の残存や病的共同運動，顔面の拘縮といった不快な後遺症が残ることを示している．標準治療によって治癒に至らないこれらの症例では予後の改善を目的として，それに加えて行う上乗せ治療（add-on therapy）が考慮される．

現在，本邦でもっとも広く行われる上乗せ治療は，顔面神経の神経浮腫による神経絞扼を手術的に解除する顔面神経減荷術である．Bell 麻痺やHunt 症候群ではウイルス性神経炎によって重度な麻痺であればあるほど神経腫脹が強くなり，狭い顔面神経管内で神経が絞扼される．顔面神経減荷術は麻痺が強く，electroneurography（ENoG）値が低値となる重度の顔面神経麻痺症例の予後を改善させるが[8][9]，経乳突アプローチでは耳小骨の操作を，中頭蓋窩アプローチでは側頭開頭を必要とし，それぞれ難聴・耳鳴，中頭蓋底の操作に伴う出血や脳梗塞・脳出血などの無視しがたい合併症が生じ得る[10][11]．予後改善効果と合併症のバランスを考えると手術の技術的な難度は高く，実施できる施設が限られ，より簡便で合併症の少ない上乗せ治療が望まれるのが現状である．

Bell 麻痺や Hunt 症候群の重症例の予後はステロイドの投与量と相関し，より多くのステロイドの投与は重症例の予後を改善させることが近年，

メタアナリシスより徐々に明らかになっている[6][12]．ステンナート法[13]に代表されるステロイド大量投与療法（high-dose therapy）は重症例の予後を改善するが，内分泌系，循環器系，精神神経系などに対するステロイドの多彩な薬効から副反応が無視できず，適応し得る症例が限られる．ステロイドの全身大量投与療法が困難な場合，内耳疾患では鼓室内ステロイド注入療法が少量の投与で強い効果を期待し得るステロイドの局所投与療法として確立しているが，鼓室内には Bell 麻痺やHunt 症候群で強い神経絞扼が生じる膝神経節，迷路部，meatal portion，水平部がその近傍に位置することから，内耳と同様にステロイドの局所投与の効果が期待し得る可能性がある[14]～[16]．鼓室内注入療法は顔面神経減荷術のように特殊な器具を必要とせず，比較的容易に実施可能な治療であり，何らかの理由で顔面神経減荷術や全身ステロイド大量療法などのエビデンスのある「上乗せ治療」の実施が困難な場合に，代替療法として本法は位置づけ得ると考えている．

効果のメカニズム

我々のグループでは鼓室内ステロイド注入療法の効果を検討するために，「顔面神経麻痺診療の手引」に準じたプレドニゾンによる標準治療[2]に加えて鼓室内ステロイド注入療法を行った症例（鼓室内注入群）と，標準治療に示される投与量を超えるプレドニゾン投与を行った症例（全身投与群）でBell麻痺とHunt症候群の予後を比較した（表 1）．鼓室内に注入する薬剤として抗炎症作用が強く，国内で中耳腔投与の適応をもつデキサメサゾンを選択した．2 群のステロイド投与量を直接に比較することはできず，抗炎症作用である糖質コルチコイド作用を基準にデキサメサゾンの総投与量 16.5 mg をプレドニゾン投与量に換算すると，経鼓室的に 82.5 mg のプレドニゾンを投与したこととなる．この換算を基にそれぞれの群を比較すると有意に鼓室内注入群のほうがステロイド投与量は少なかったが（493 mg vs 552 mg，

表 1. 鼓室内ステロイド注入療法の治療プロトコル

治療日数	プレドニゾロン投与量	バラシクロビル投与量	鼓室内デキサメサゾン注入量		
			プロトコル1	プロトコル2	プロトコル3
1日目	60 mg	1,000 mg	1.65 mg		
2日目	60 mg	1,000 mg	1.65 mg	1.65 mg	
3日目	60 mg	1,000 mg	1.65 mg	1.65 mg	1.65 mg
4日目	60 mg	1,000 mg	1.65 mg	1.65 mg	1.65 mg
5日目	60 mg	1,000 mg	1.65 mg	1.65 mg	1.65 mg
6日目	30 mg		1.65 mg	1.65 mg	1.65 mg
7日目	30 mg		1.65 mg	1.65 mg	1.65 mg
8日目	30 mg		1.65 mg	1.65 mg	1.65 mg
9日目	10 mg		1.65 mg	1.65 mg	1.65 mg
10日目	10 mg		1.65 mg	1.65 mg	1.65 mg
11日目				1.65 mg	1.65 mg
12日目					1.65 mg

（文献9より）

$P=0.001$），治療成績は有意に良好であった[14]．このことは鼓室内に投与されたデキサメサゾンが全身投与されるプレドニゾロンよりも顔面神経麻痺により効果的に予後改善効果をもつことを示しており，鼓室内に投与されたデキサメサゾンが顔面神経へ効果的に組織移行する，すなわち，ステロイドの鼓室内投与が顔面神経へのステロイド局所投与となり得ることを示唆している．

鼓室内ステロイド注入療法によってステロイドが投与される鼓室内には顔面神経膝神経節や水平部が位置し，近傍には Bell 麻痺や Hunt 症候群でとりわけ強い神経絞扼が生じる迷路部や meatal portion，また錐体部が位置する．鼓室からこれらの領域への組織移行の経路は推測の域をでないが，次の3つが考えられる[14]．第一に血流を介した移行である．鼓室内側壁粘膜の細血管と顔面神経鞘周囲の細血管の間には交通があることが報告されており[17)18)]，これらの血管を介して，鼓室内に吸収されたステロイドが顔面神経へと移行し得る．第二に，骨の裂隙による単純拡散である．顔面神経管は骨によって囲まれた神経管であるが，裂隙や骨欠損などが報告により異なるが，6〜74％にあり鼓室との交通路となり得る[14]．たとえば Baxter は535の側頭骨のうち，55％の顔面神経管に多くは少なくとも一つの1ミリ弱の裂隙があったと報告している[19)]．また，第三の経路として，顔面神経管から枝分かれする鼓索神経管も鼓室へと通じ内部に鼓索神経を包含しており，単純

拡散や軸索輸送などが鼓室から顔面神経管への薬剤移行の経路となり得ると推測している．

治療の適応

鼓室内注入療法に用いられるデキサメサゾン，メチルプレドニゾロンはいずれも急性中耳炎・慢性中耳炎に対して鼓室内への投与が添付文書上認められた薬剤であるが，顔面神経麻痺への使用は適応外使用となる．そのため，顔面神経麻痺に対して本療法を行うには，必要な倫理的手続きを経たうえで行う必要があることに留意する．また，内耳疾患に対する鼓室内注入療法と異なり本療法のエビデンス・データは十分ではなく，他の局所療法と同様，薬剤の組織移行性には確実性がないことから，現時点では標準治療であるステロイド治療の全身投与への上乗せ治療として行われるべきと考えている．

鼓室内ステロイド注入療法の禁忌は患耳に活動性の中耳炎症が挙げられる．内耳窓の脆弱性を示唆し，投与に際して外リンパ瘻の発症が予想される中内耳奇形[20)]，投与の前処置に用いられる局所麻酔薬に対するアレルギーなども挙げられる．加えて，デスモプレシン投与中はメチルプレドニゾロンが，デキサメサゾンではそれに加えてC型肝炎治療薬のダクラタスビル，アスナプレビル，HIV 治療薬のリルピビリン投与中は禁忌となっている．また，相対的禁忌として標準的なステロイドによる治療が困難な重度の糖尿病，高血圧，

表 2. 鼓室内ステロイド注入療法の適応と禁忌(抜粋)

鼓室内ステロイド治療の適応
　高用量ステロイド治療により予後の改善が見込まれる疾患
　(重度の Bell 麻痺, Hunt 症候群, 外傷性顔面神経麻痺など)
鼓室内ステロイド注入療法の禁忌
　中耳の活動性炎症
　局所麻酔薬アレルギー(リドカインアレルギー)
　デスモプレシン投与
相対的禁忌
　聴覚への影響が問題となり得る職業(音楽家など)
　鼓膜穿孔の残存が問題となり得る職業(職業潜水士など)
　重度のステロイド治療が禁忌となる疾患(糖尿病・高血圧.
　不眠症・結核性疾患・緑内障・血栓症など)

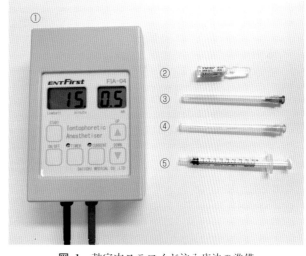

図 1. 鼓室内ステロイド注入療法の準備
① イオン麻酔装置, ② デキサメサゾン, ③ 22 G カテラン針(換気孔作成用), ④ 細径の注入針(ステロイド投与用), ⑤ 1 mL シリンジ

胃潰瘍をはじめ, 不眠の悪化が許容できない精神疾患や原疾患の悪化が予想される悪性疾患の併存などの他に, 代表的な相対禁忌として結核性疾患, 緑内障, 血栓症, 急性心筋梗塞などの併存が挙げられる. さらに, 本治療では鼓膜に麻酔, 穿孔を形成, ステロイド投与を繰り返すことから, 鼓膜炎がしばしば生じ, また鼓膜穿孔の残存のリスクもある. 鼓膜穿孔が職業上問題となる職業的潜水士や, 鼓膜炎により生じ得る聴覚への影響が問題となり得る音楽家などの職業では, 本治療が同様に相対的な禁忌となり得る(表2).

　本治療がステロイドの局所投与である. そのため顔面神経麻痺のうち, ステロイド治療の対象となる疾患はいずれも本治療の適応となり得る. とりわけ, 高用量のステロイド投与が予後改善に有用な疾患, たとえば重度の Bell 麻痺, Hunt 症候群がよい適応と考えている. Bell 麻痺では一般に3日程度で麻痺が完成し[5], 麻痺経過中のもっとも悪い顔面麻痺スコアは予後と強い相関をもつことから[21], 発症後3日以内に表情筋スコアで重度麻痺となる症例が適応となり得ると考えている.

注入治療の手技

1. 治療に必要な物品

- カテラン針(22 G, 23 G または 25 G)
- 1 mL シリンジ
- ステロイド(デキサメサゾン注射液, オルガドロン® 1.9 mg/0.5 mL, デカドロン® 1.65 mg/0.5 mL, デキサート® 1.65 mg/0.5 mL)
- イソジン液(10%)
- 細綿棒

麻酔法に応じて

- イオントフォレーゼ鼓膜麻酔装置
- リドカイン液(4%)
- 鼓膜麻酔液(4%リドカイン液にフェノール, エタノールなどを加えたもの)

2. 投与のための準備

- 注入するステロイドを準備する. →デキサメサゾンは冷所保存のため投与前に常温とし, さらに注入前に半規管の温度刺激による施術中のめまいを避けるため恒温槽などで温めるとよい.
- 鼓膜内を顕微鏡で確認する. →鼓膜穿孔の有無, 菲薄化, 鼓膜炎, 感染, 炎症の有無など鼓膜の状態, 中耳奇形を示唆するツチ骨, キヌタ骨の異常, 高位頸静脈球, 内頸動脈の走行異常の有無を確認する. 顕微鏡下に投与経路が安全に確保できることを確認する.
- 必要な鼓膜の麻酔を行う. →筆者は4%リドカイン液とエピネフリン液混合液を用いたイオントフォレーゼによる鼓膜麻酔を第一選択としている(図1). 鼓膜に穿孔がある場合は極小綿球による鼓膜麻酔液を用いる.
- (麻酔終了後)注入のための体位をとる. →ベッドサイドで顕微鏡が使用可能であれば, 鼓室内側壁からの効率的な吸収を期待して臥位で行っている.

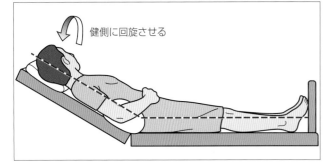

図 2. 鼓室内ステロイド注入療法の体位
中耳粘膜と顔面神経との血管の交通, 顔面神経裂隙が生じ
やすい部位が十分にステロイドと接するように, 頭部はや
や後屈, 左向きに回旋し注入するのが望ましい

- 投与後は 15 分ほど空嚥下を避けるよう, 再度伝える. →薬剤ができるだけ長時間鼓室内に留まり投与効果が大きくなるようにするためのものであることを併せて説明する.

3. 投与の実際

- わずかに臥位を 45° 斜め上に向けわずかに上半身のみ上げる, セミファーラー体位をとり, 頸部をわずかに伸展(頭部を後屈)させ健側へ 45° 回旋させ, 投与を行う(図 2)→デキサメサゾン投与の場合, 鼓室内への注入に伴いしみる感じがあり, 投与中にわずかな体動が生じることがある. 座位での投与も可能であるが, 体動が小さくなるよう, 臥位での投与を基本としている. また, 頸部を伸展させて健側へ回旋することで, 顔面神経鞘と交通のある鼓室内側壁が広く投与薬剤と接するようになり, 顔面神経へステロイドがより多く移行することが期待できること, 経験的に予定量(0.5 mL)全量の投与が行いやすいことから, このような体位を用いている.

- 換気孔(ventilation hole)と投与孔の作成予定部位を細綿棒を用いて 10% イソジン液で消毒する.

- 換気孔を鼓膜の前上象限に作成する(図 3). →薬剤投与の際に注入に伴い鼓室内の空気が置換されないと, 内耳の圧外傷が生じる可能性がある. 換気孔の作成は必須ではないが, 作成を検討すべきである[20]. 筆者は初回投与の際は必ず作成するようにしているが, 2 回目以降は投与

孔が残存することも多く, 投与孔からの脱気ができる場合には作成を省略することもある. 作成には切開面の治癒に有利な鋭的な切断となることから 22 G か 23 G のカテラン針を用いている. 効率よく脱気ができるよう, できるだけ上側(地面から離れた点)に作成する.

- 前下象限をカテラン針で刺入し, ゆっくりと 1 滴ずつ鼓室内へと注入する(図 3, 4)→換気孔を作成した場合には脱気ができるよう換気孔より少し下側(地面に近い側)に作成する. 後下象限に作成すると, 注入が進むにつれ注入したステロイドによって鼓室が満たされ, 注入速度の滴下による目視ができなくなるデメリットがある. また, 急速に投与すると鼓室内部に気泡が生じる. 小さな換気孔からは気泡の脱気が難しく, 十分量の薬剤を投与できないことがある.
1 滴が鼓室内に広がるのを待ってから, 次の 1 滴を投与する. 急な気圧変動を避け, 気圧による外傷の予防ともなる.

- ある程度(0.3 mL 程度)投与した後に頭部を前後左右わずかに緩やかに動かし, 鼓室内に薬剤が行きわたり, 上方となる換気孔付近へと鼓室内の空気が集まるようにする(図 5).

- さらに, 残りの薬剤を追加で注入し, 0.5 mL 全量を投与する.

- 全量の投与が終わったら嚥下を避け 15 分そのままの姿勢を保持し, 静置するよう説明する.

4. 静置終了後に

- 鼓膜を確認し, 作成した鼓膜穿孔に必要であれば生理食塩水に浸し, 抗菌薬を含む軟膏を塗布したベスキチン® を貼付する.

治療のプロトコル

ステロイドの全身投与は低濃度のステロイドを持続的に標的臓器に作用させるのに対して, 鼓室内ステロイド注入療法は局所に高濃度のステロイドを移行・作用させることができる一方で, その作用時間は一般に短くなると考えられている[20]. このような特徴をもった鼓室内注入療法をどのよ

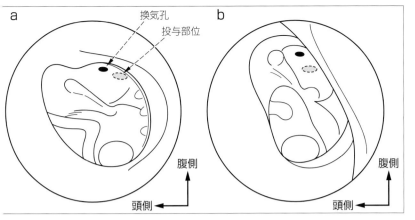
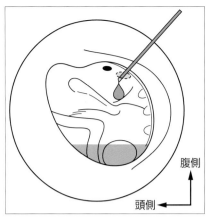

図 3. 鼓膜の換気孔と薬剤注入の部位
a：投与部位の他に換気孔の作成が，内耳の圧外傷を避けるためには望ましい
b：鼓膜全体の直視が難しい場合にはできるだけ上方で投与する

図 4. 鼓室内ステロイド投与法
上方から1滴1滴，積み重ねるように投与する．内耳の圧外傷を避けるため，ゆっくりと投与する

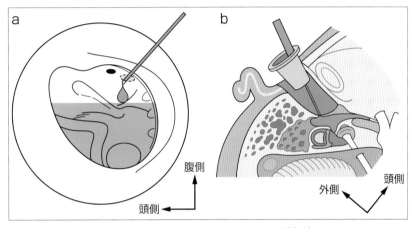

図 5. 鼓室内ステロイド投与の際の脱気法
a：0.5 mL 全量の投与のため少しずつ水面を高くしつつ，頭の位置を調整して
　　換気孔付近に鼓室内に残る空気を集める
b：内側壁が浸るように注入を行う

うに活用すると予後をより改善するのかについてのデータは乏しく，現在，顔面神経麻痺の治療としての鼓室内ステロイド注入治療についてのガイドラインやコンセンサスはない．顔面神経麻痺に対して ① 早期の治療開始や，② 高用量ステロイド投与が予後を改善することがいくつかのメタアナリシスで示唆されていることから，鼓室内ステロイド注入は予後改善のための手段として，これらの条件を満たすことができるよう行うのがよいと考えている．

これを踏まえて，筆者の行った臨床試験[4]では早期の高用量のステロイド移行を期待して，鼓室内ステロイド注入療法を，受診後すぐに開始され

る全身ステロイド投与による標準治療の開始と同日か，遅くとも投与3日目までに開始し，連続で10日間注入を実施するプロトコルとした(表1)．本試験では1.65 mg/0.5 mL のデキサメサゾン注射液を注入したが，投与された1.65 mg のデキサメサゾンはプレドニゾロン換算でおおよそ8.25 mg の糖質コルチコイド作用をもつに過ぎない．Bell 麻痺に対する臨床試験では，House-Brackmann grade が平均でおおよそgrade 5となる Bell 麻痺症例を対象に，鼓室内ステロイド注入療法と標準療法(プレドニゾロン 410 mg)を併用した鼓室内注入群 35 症例と標準療法以上のステロイド投与量の全身ステロイド投与を行った全身投与群

108 症例を比較した[14]．鼓室内注入を行った群のほうが有意に顔面麻痺スコアは改善しており House-Brackmann grade で 1 年後の全身ステロイド投与単独群の回復が 1.31 であったのに対して，鼓室内ステロイド注入群では 1.06 と有意に良好であった（P＜0.001）[14]．また，改善は ENoG 値を指標とした重症例（ENoG 値が 10％以下）の症例でより顕著であり，1 年後の全身ステロイド投与単独群の回復が House-Brackmann grade で 1.74 であったのに対して併用群のそれは 1.13 と有意に改善していた（P＝0.035）[16]．プレドニゾロン，デキサメサゾンを合計した糖質コルチコイド作用ではいずれも併用群が全身ステロイド投与単独群を下回っており，鼓室内ステロイド注入療法が局所ステロイド治療として，顔面神経に高濃度ステロイドを投与する手段となり得ることを示唆する結果であった．

Hunt 症候群は Bell 麻痺と同じく，高用量のステロイドの予後改善への有効性が示唆される疾患である．Bell 麻痺と同一のプロトコルで House-Brackmann grade が平均でおおよそ grade 5 となる Hunt 症候群症例を加療したところ，1 年後の House-Brackmann grade が，全身投与群では 1.88 であったのに対して鼓室内注入群では 1.08 と有意に改善した[15)22]．それぞれの群で有意差はないもののステロイドの総投与量では単独群より併用群のほうが糖質コルチコイド換算でのステロイド投与量は低用量にとどまっており，顔面神経に対する局所ステロイド投与法としての鼓室内ステロイド注入の有用性を示唆する結果となった．

突発性難聴に対する鼓室内ステロイド注入療法については多くの検討があり，プロトコルを考えるうえでの参考となる．これらの国外での報告は多くは濃度が 4 mg/mL 以上のデキサメサゾン，もしくは 30 mg/mL 以上のメチルプレドニゾロンを 0.4〜0.8 mL，毎日から週 1 回程度もしくはそれ以下の頻度で鼓室内に投与するというものである[23]．また，一般的な投与法として，AAO-HNS ガイドラインでは

- 対象は発症 2 週間以上経過した患者または初期治療での非治癒例
- 投与薬剤は 10 mg/mL デキサメサゾン溶液または 30〜40 mg メチルプレドニゾロン溶液 0.4〜0.8 mL
- 2 週間かけて 4 回鼓室内注入する

ことが例として示されている．本邦ではメチルプレドニゾロンの濃度は 40（ソル・メドロール静注用 40 mg）〜62.5 mg/mL（同 125 mg・500 mg・1,000 mg）であり希釈して用いることができるが，薬事承認されたもっとも高濃度のデキサメサゾンが 3.8 mg/mL（オルガドロン注射液®）であり，AAO-HNS ガイドラインに例示されたデキサメサゾンの鼓室内注入は，本邦では困難である．デキサメサゾン・メチルプレドニゾロンの長い生物学的半減期を考えると顔面神経麻痺に対する鼓室内ステロイド療法においても，突発性難聴同様により低頻度の注入でもよい可能性がある．

副作用・合併症への対応

ステロイドには多彩な副作用があり，鼓室内ステロイド注入においてもステロイド投与に伴う副作用に留意すべきである．しかし，局所的なステロイド投与であり個体への投与量としては小さく，全身性の副作用，非標的臓器への影響は小さくなる．そのため，たとえば糖尿病患者などステロイド治療の相対禁忌例に対しても投与可能ではないかという見方がある．そこで我々は，鼓室内ステロイド注入の全身的な作用の指標として，視床下部-下垂体-副腎系軸（hypothalamic-pituitary-adrenal axis：HPA 軸）の抑制の程度の指標として，試験終了直後の ACTH とコルチゾールレベルの測定を行ったが，プレドニゾロンの全身投与と比較して大きく抑制される結果となった（図 6）．このことは，デキサメサゾンが HPA 軸を効率的に抑制することを勘案しても，少なくとも筆者らが実施したプロトコル（表 1）ではプレドニゾロンの全身投与と比較して無視できない全身状態への影響が生じ得ることを示唆している．

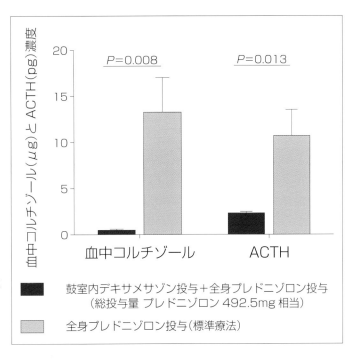

図 6.
血中コルチゾール(μg)と ACTH(pg)濃度
鼓室内ステロイド投与併用の全身ステロイド投与治療群と全身ステロイド投与による標準療法後の視床下部-下垂体-副腎系軸（HPA軸）の抑制の程度の違い．HPA軸が強く抑制されていることから，デキサメサゾンは体内に吸収されて HPA 軸を強く抑制していることが示唆される

（図中ラベル）
血中コルチゾール（μg）と ACTH（pg）濃度
P=0.008　　*P*=0.013
血中コルチゾール　　ACTH

■ 鼓室内デキサメサゾン投与＋全身プレドニゾロン投与（総投与量 プレドニゾロン 492.5mg 相当）
□ 全身プレドニゾロン投与（標準療法）

　デキサメサゾンの投与を繰り返すと徐々に鼓膜が赤みをおび，鼓膜炎が生じる．また，投与のため作成した鼓膜穿孔が残存するリスクがある．これらを避けるためには，注入には 25 G 以上のカテラン針を用いて鼓膜穿孔はできるだけ小さく，また作成時には鋭的な創面とする．繰り返し投与する場合にも，前回と同じ部分を穿刺し，穿孔を広げないようにする．

　注入薬剤によって生じる鼓室内圧の上昇による内耳障害を避けるために，換気孔を設置する．鼓室内圧が上昇すると気泡が生じやすくなり投与が難しくなることから，よりスムーズに注入できるメリットもある．通常 0.5 mL の予定注入量が全量投与できるよう，注入は一滴ずつゆっくりと，鼓室内に壁面を沿わせて下面から 1 滴 1 滴 積み上げるように投与する．何らかの理由で全量を一度に投与できない場合には，数分待って残量を分割投与する．

今後の展望

　難聴やめまいなど内耳障害に対する鼓室内注入療法もかつては実験的な医療であったが，現在では AAO-HNS ガイドラインにサルベージ治療やセカンドライン治療として推奨されるほど，その治療は国内外で普遍化している．この背景には臨床データの蓄積，動物実験を通した半透膜である正円窓膜を介した薬物移行や内耳リンパにおける薬物動態の解明といった[24]，本治療に対する理解が進んだことがある．少量の薬剤で大きな効果を得ることのできる薬剤の局所投与は魅力的な治療の選択肢であるが，顔面神経麻痺に対する鼓室内注入療法の応用はまだ途に就いたばかりである．適応症例が ENoG など確度の高い後遺症診断法ではなく，表情筋スコアによるなど今後解決すべき課題もある．今後の基礎・臨床両面でさらなるエビデンスが集積されることが望まれる．

文　献

1) 脇坂浩之，柳原尚明：顔面神経障害の疫学．青柳　優（編）：131-135, CLIENT21 No. 9 顔面神経障害．中山書店, 2001.
2) 日本顔面神経研究会（編）：顔面神経麻痺診療の手引—Bell 麻痺と Hunt 症候群—2011 年版：111，金原出版, 2011.
　Summary　本邦における Bell 麻痺，Hunt 症候群診療の臨床ガイドラインである．出版から 10 年以上が経過しているが，ステロイドの投与プロトコルなど，顔面神経麻痺診療の基礎となる臨床ガイドラインである．
3) de Almeida JR, Guyatt GH, Sud S, et al：Man-

agement of Bell palsy : clinical practice guideline. Cmaj, **186**(12) : 917-922, 2014.

4) Fieux M, Franco-Vidal V, Devic P, et al : French Society of ENT(SFORL)guidelines. Management of acute Bell's palsy. Eur Ann Otorhinolaryngol Head Neck Dis, **137**(6) : 483-488, 2020.

5) Baugh RF, Basura GJ, Ishii LE, et al : Clinical practice guideline : Bell's palsy. Otolaryngol Head Neck Surg, **149**(3_suppl) : S1-S27, 2013.
Summary 米国耳鼻咽喉科学会による Bell 麻痺の診療ガイドラインであり，診断法，治療法のコンセンサスが記載される．米国神経内科学会による Bell 麻痺診療ガイドラインとは異なり，耳鼻咽喉科における Bell 麻痺診療の基礎となる臨床ガイドラインである．

6) de Almeida JR, Al Khabori M, Guyatt GH, et al : Combined corticosteroid and antiviral treatment for Bell palsy : a systematic review and meta-analysis. JAMA, **302**(9) : 985-993, 2009.

7) Monsanto RD, Bittencourt AG, Neto NJB, et al : Treatment and prognosis of facial palsy on ramsay hunt syndrome : results based on a review of the literature. Int Arch Otorhinolaryngol, **20**(04) : 394-400, 2016.

8) Fisch U : Surgery for Bell's palsy. Arch Otolaryngol, **107**(1) : 1-11, 1981.

9) Inagaki A, Takahashi M, Murakami S : Facial and hearing outcomes in transmastoid nerve decompression for Bell's palsy, with preservation of the ossicular chain. Clin Otolaryngol, **46**(2) : 325, 2021.

10) May M, Klein SR : Facial nerve decompression complications. Laryngoscope, **93**(3) : 299-305, 1983.

11) 稲垣　彰：顔面神経減荷術. 耳鼻咽喉科, **2**(6) : 763-771, 2022.

12) Fujiwara T, Namekawa M, Kuriyama A, et al : High-dose corticosteroids for adult Bell's palsy : systematic review and meta-analysis. Otol Neurotol, **40**(8) : 1101-1108, 2019.

13) Stennert E : Bell's palsy—A new concept of treatmentInfusionsbehandlung der Hellschen Parese—ein neues Therapiekonzept. Arch Otorhinolaryngol, **225**(4) : 265-268, 1979.

14) Inagaki A, Minakata T, Katsumi S, et al : Concurrent treatment with intratympanic dexamethasone for moderate-severe through severe Bell's palsy. Otol Neurotol, **40**(10) : e1018-e1023, 2019.
Summary Bell 麻痺の中〜重症例に対して，標準療法に加えて行う鼓室内デキサメサゾン投与の有意な予後改善効果を示した論文である．

15) Inagaki A, Minakata T, Katsumi S, et al : Concurrent treatment with intratympanic dexamethasone improves facial nerve recovery in Ramsay Hunt syndrome. J Neurol Sci, **410** : 116678, 2020.
Summary Hunt 症候群の中〜重症例に対して，標準療法に加えて行う鼓室内デキサメサゾン投与の有意な予後改善効果を示した論文である．

16) Inagaki A, Katsumi S, Sekiya S, et al : Intratympanic steroid therapy for Bell's palsy with poor prognostic results. Sci Rep, **11**(1) : 1-7, 2021.

17) Anson BJ, Harper DG, Hanson JR : Vascular Anatomy of the Auditory Ossicles and Petrous Part of the Temporal Bone in Man. Ann Otol Rhinol Laryngol, **71**(3) : 622-631, 1962.

18) Blunt MJ : The blood supply of the facial nerve. J Anat, **88**(Pt 4) : 520, 1954.

19) Baxter A : Dehiscence of the fallopian canal an anatomical study. J Laryngol Otol, **85**(6) : 587-594, 1971.

20) Sturm JJ, Maurrasse SE, Golub JS : Intratympanic Steroid Injection. Operative Techniques in Otolaryngology-Head and Neck Surgery, **32**(2) : 92-98, 2021.

21) Hato N, Fujiwara T, Gyo K, et al : Yanagihara facial nerve grading system as a prognostic tool in Bell's palsy. Otol Neurotol, **35**(9) : 1669-1672, 2014.

22) Inagaki A, Minakata T, Katsumi S, et al : Data for temporal facial nerve recovery in Ramsay Hunt syndrome following intratympanic steroid therapy. Data Brief, **30** : 105549, 2020.

23) Chandrasekhar SS, Tsai Do BS, Schwartz SR, et al : Clinical practice guideline : sudden hearing loss(update). Otolaryngol Head Neck Surg, **161**(1_suppl) : S1-S45, 2019.

24) Salt AN, Plontke SK : Pharmacokinetic principles in the inner ear : Influence of drug properties on intratympanic applications. Hear Res, **368** : 28-40, 2018.

MB ENT, 282：39-45, 2023

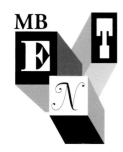

◆特集・顔面神経麻痺を治す

顔面神経減荷術の適応とコツ

濱田昌史*

Abstract　Bell 麻痺や Hunt 症候群に対して行う顔面神経減荷術は，具体的な手術方法や減荷範囲，手術時期なども含め，その真の有効性については国際的なコンセンサスが得られているとは言い難いものの，神経浮腫に伴う絞扼解除の視点からすると合理的，かつ究極的な治療法と捉えられる．近年においては様々なオプションがさらに提案されているものの，本稿では本邦で広く行われている経乳突的顔面神経減荷術の実際，留意点とちょっとしたコツ，予想される合併症とその対処法につき概説した．Bell 麻痺にしても Hunt 症候群にしてもその主病変は膝部にあると想定されるので，経乳突的アプローチによる膝部〜迷路部の十分な開放のためには，キヌタ骨はいったん摘出し，中頭蓋窩硬膜を浮き彫りにしながら前半規管膨大部まで近接することが求められる．その過程においては，髄液漏や迷路瘻孔を避けるよう細心の注意を払うべきではあるが，過度に怖れる必要もない．

Key words　経乳突的顔面神経減荷術（transmastoid decompression），Bell 麻痺（Bell's palsy），Hunt 症候群（Ramsay Hunt syndrome），膝部（genu），迷路部（labyrinthine segment），中頭蓋窩（middle cranial fossa）

はじめに

顔面神経減荷術の真の有効性については，具体的な手術方法や手術時期も含め，国際的なコンセンサスが得られているとは言い難いものの[1)2)]，一方で保険収載された治療法であり，現在も多くの施設で行われている．この手術は，側頭骨内の細く長い顔面神経管内に主病変をもつ末梢性顔面神経麻痺，とりわけ膝神経節が病変の主座と推察される Bell 麻痺ならびに Hunt 症候群に対しては，神経浮腫に伴う絞扼解除の視点からすると合理的，かつ究極的な治療法と捉えられる[3)]．

本稿では，顔面神経減荷術の手術適応，手術時期，実際の術式や減荷範囲，予想される合併症やその対処法などについて概説する．

顔面神経減荷術をめぐる諸問題

1．手術適応

減荷手術の適応は，末梢性顔面神経麻痺重症例のうち，副腎皮質ステロイド療法を中心とした保存的治療の成績不良例か，または成績不良が予測される症例に限定される．麻痺の重症度判定では，柳原法（40 点法）スコアで 10/40 以下，House-Brackmann 法で grade Ⅴ〜Ⅵの高度麻痺で，電気生理学的にも高度な神経変性を認めた際に適応となる．電気生理学的診断基準として，electroneuronography（ENoG）値が 10%以下，神経興奮性検査（NET）における左右差が 3.5 mA 以上が推奨されている．ちなみに筆者の施設では ENoG 値 <5%の症例を手術適応と判断している[4)]．

2．顔面神経減荷術の至適時期

神経変性の進行を阻止する観点からは，手術時

---

*　Hamada Masashi，〒259-1193　神奈川県伊勢原市下糟屋 143　東海大学医学部耳鼻咽喉科・頭頸部外科，教授

期は可能な限り早期であることが理想的である。欧米では、発症2週以内の早期手術が推奨されているが[5]、本邦では2週以降の手術も行われている。神経浮腫による絞扼解除の視点に立てば、発症後1〜2か月以上経過した晩期手術の効果には限界があると推察はされるものの[6]、その有用性については十分に検証されていないのが実状である。

3. アプローチ法と減荷範囲

Bell麻痺やHunt症候群に対しては、欧米では内耳道底までの減荷を必要とする立場であり、経中頭蓋窩法と経乳突法を併用した全減荷が選択される場合が多い。本邦では膝神経節部を含めれば迷路部の減荷は部分的でよいとする立場であり[7]、経乳突法で行う膝神経節より末梢の減荷手術が主流である。筆者も、病変の主座である膝部を十分に開放すれば一定の効果は得られるものと考え、膝部〜迷路部の腫瘍性病変が疑われる場合を除いて、可及的に膝部〜迷路部までを開放する経乳突的顔面神経減荷術を施行している[4]（図1）。全減荷手術は開頭を伴うため手術侵襲が大きく、手術時間も長くなる。また、中硬膜動脈の処理に伴う頭蓋内出血や、中頭蓋窩硬膜の剝離挙上ならびに内耳道底の開放に伴う髄液漏など一定のリスクが伴う。一方、経乳突法による減荷手術では、耳小骨操作は必要なものの、重篤な合併症は少ない。

なお、減荷した顔面神経の神経鞘切開の是非については長年議論されてきたが、統一した見解はない[8][9]。神経鞘の切開は、Schwann細胞の栄養血管を損傷する可能性、瘢痕を形成する可能性など否定できないが、減荷の目的では適っているともいえる。このことを考慮すれば、切開の有無、その程度は術者の裁量内にあると捉えられる。

加えて近年では、術後難聴を避けるために、あえてキヌタ骨を摘出しない術式やbFGF付加を併用した晩期減荷術ならびに内視鏡下に鼓室部のみを開放する術式など様々な方法が提案されている。このように減荷術のオプションはさらに増加し、より複雑な様相を呈しているが、それらの有

効性も十分には検証されていないため、以下では古典的ではあるものの、本邦で一般的に行われている経乳突的顔面神経減荷術について述べる。

経乳突的顔面神経減荷術の実際

ここでは経乳突的顔面神経減荷術の実際の手順を示す[10]。
① 耳後部にて型どおりに皮膚切開を行い、筋骨膜をT字に切開する。
② 広く乳突削開する。この際に中頭蓋窩底を上鼓室まで十分に浮き彫りにする。外側半規管を指標に上鼓室を開放し、キヌタ骨を同定する。
③ 顎二腹筋腱稜、retrofacial cellsを参考に顔面神経乳突部を同定する（図1-A）。この時、鼓索神経も同定できることが多い。この時点ではまだ神経周囲の骨は薄く残存させておく。
④ 乳突部顔面神経を中枢に、鼓索神経を末梢に追い、この間に存在する顔面神経窩（facial recess）を開放する（後鼓室開放、図1-B）。
⑤ キヌタ・アブミ関節、ツチ・キヌタ関節の順に離断し、キヌタ骨はいったん摘出する。
⑥ buttressを削除し、顔面神経鼓室部を同定する。
⑦ 前半規管膨大部近傍まで顔面神経膝部から迷路部を同定・開放する（図1-C）。
⑧ 鼓室部から茎乳突孔まで薄く残した神経周囲の骨を除去し、顔面神経を全走行にわたって開放する（図1-D、E）。必要であれば神経鞘の切開を追加する。
⑨ キヌタ・アブミ関節の接合を優先してキヌタ骨を整復する（図1-F）。
⑩ 顔面神経を全走行にわたってステロイド含有ゼラチンスポンジで被覆する。
⑪ 耳後部を閉創する。

顔面神経減荷術の留意点とコツ

以下に顔面神経減荷術におけるちょっとしたコツならびに留意点を述べる[10]。
• 乳突蜂巣の含気、中頭蓋窩の高さ（特に中頭蓋窩底と膝部の間の蜂巣の発育具合、図2-A）、顔

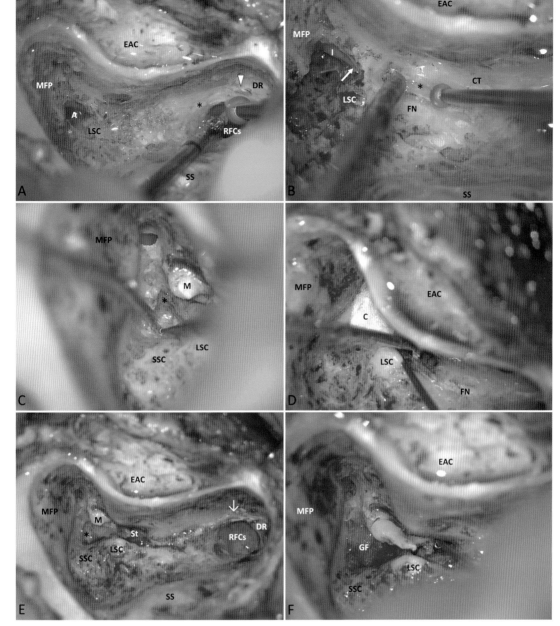

図 1. 経乳突的顔面神経減荷術の流れ（右耳）

A：乳突削開後，乳突部顔面神経（＊）の同定．中頭蓋窩底（MFP）から顎二復筋腱稜（DR）まで浮き彫りと
している．また，意図的に一部の顎二復筋腱（矢尻）も露出してある

B：顔面神経本幹（FN）と鼓索神経（CT）の間の顔面神経窩（＊）を削開中．キヌタ骨短脚先端（矢印）の位置
を見極めておくと，不用意な接触は避けられる

C：膝部〜迷路部顔面神経（＊）を開放中．前半規管（SSC）膨大部近くまで周囲骨を削除する

D：鼓室部顔面神経周囲に残した薄い骨壁を，鈍針を用いて除去しているところ．この時点で乳突部顔面
神経（FN）はまだ完全開放されていない

E：迷路部（＊）〜茎乳突孔（矢印）まで完全開放された顔面神経．本症例では，迷路部〜乳突部の中枢側
1/2 まで腫脹がみられる

F：キヌタ・アブミ関節の接合を優先してキヌタ骨を整復し，フィブリン糊で固定する．既に迷路部〜膝
部はデキサメサゾン加ゼルフォーム®（GF）で被覆されている

A：上鼓室，C：綿球，CT：鼓索神経，DR：顎二復筋腱稜，EAC：外耳道，FN：顔面神経，GF：ゼル
フォーム®，I：キヌタ骨，LSC：外側半規管，M：ツチ骨，MFP：中頭蓋窩底，RFCs：retrofacial cells，
SS：S状静脈洞，SSC：前半規管，St：アブミ骨

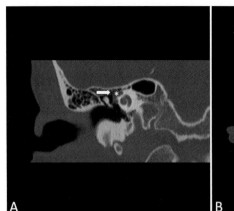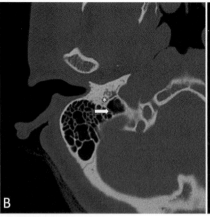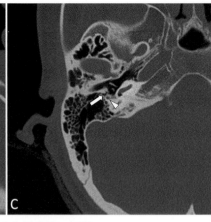

図 2. 顔面神経減荷術前に確認しておくべき側頭骨 CT（図 1 と同症例，右耳）
A：冠状断 CT において膝部（＊）と中頭蓋窩底の間の蜂巣（矢印）を確認しておく
B：乳突部顔面神経（＊）周囲の骨および retrofacial cell（矢印）の発育をみておくとよい
C：顔面神経錐体部（矢尻）前方の顔面神経窩（facial recess）（矢印）の発育も確認する

面神経周囲蜂巣（特に retrofacial cells と facial recess，図 2-B，C）の発育具合に注意して，術前に側頭骨 CT をよく確認しておく[11]．

- 乳突削開は広い範囲で行う．膝神経節は中頭蓋窩底に近く，症例によっては中頭蓋窩に露出していることすらあるので，上方は中頭蓋窩硬膜を浮き彫りにするイメージで行う．下方は顎二腹筋腱稜が確認できる程度まで削開を行う．

- 顔面神経は外耳道後壁の弯曲に沿って走行している．したがって，乳突削開時に，外耳道後壁骨を外耳道のカーブに沿ってできる限り薄くする．外耳道骨壁が厚いと顔面神経の走行を誤りやすい．この時，外耳道後壁皮膚を外耳道よりわずかに剥離しておくと外耳道後壁骨の厚さや形状が確認しやすくなる．

- 顔面神経乳突部は，顎二腹筋腱稜より中枢に向かって外耳道のカーブに沿って同定する．顎二腹筋腱稜と半規管の間で retrofacial cells を広く開放すると，その前方に見つけやすい．乳突部は神経鞘が強く，神経損傷を避ける意味でもこの部位から確認するのがもっとも安全である．

- 顔面神経は露出させずに薄い骨壁を残し，顔面神経が透見できるようにする（ピンクライン）．乳突部の同定まではあくまで上下方向に顔面神経の走行と平行に骨削開を進めることが重要である．垂直方向にバーを動かすと神経損傷のリスクを負うことになる．

- 鼓索神経の追跡までは行わなくても，乳突部顔面神経を同定した後のほうが後鼓室開放も容易である．人工内耳手術の経験豊富な術者や乳突蜂巣の発育が悪く乳突部顔面神経の同定に手間取る症例では後鼓室開放を先行してもよい．後鼓室開放では術後難聴のリスクを避けるため，キヌタ骨にバーが接触しないように細心の注意を払う．上鼓室開放時にキヌタ骨の短脚先端まで十分に明視下に置いておくとこの危険を回避しやすい．

- 顔面神経鼓室部は骨壁が薄いため，骨削開はより慎重に行う．ダイアモンドバーを神経管の骨壁に押し付けないように注意する．外側半規管隆起を低くするように削開すると神経の確認は容易になるが，迷路瘻孔には常に注意を払う必要がある．

- 膝部〜迷路部の減荷は，外側および前半規管の膨大部を十分に浮き彫りにする．中頭蓋窩底が低ければ，膝部上の硬膜を意図的に露出したほうが操作は容易となる[4]．この点は，術前の冠状断 CT において膝部と中頭蓋窩底の間の蜂巣の発育具合を確認しておくとよい．迷路部の開放は可能な限り行うが，内耳道底からの髄液漏に注意する．

- 全走行の開放終了後，骨壁の残存がないかを鈍針などで探索し確認する．鼓室部では骨壁が残存しやすく注意が必要である．神経鞘の切開は

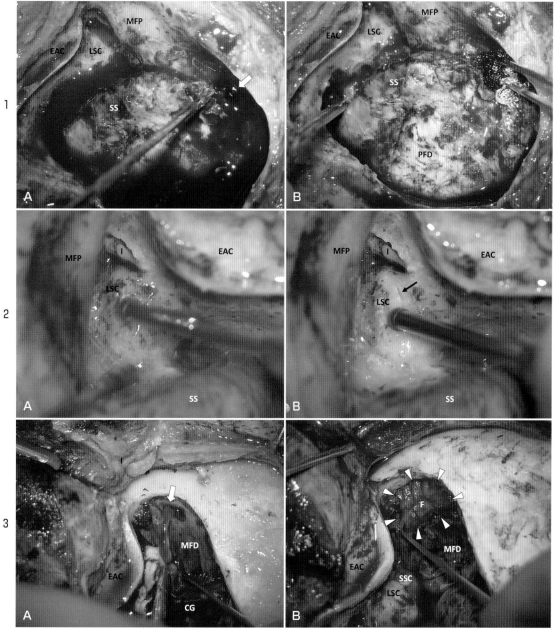

図 3. 顔面神経減荷術の合併症

ここに示すのは, いずれも減荷術症例ではないものの, 減荷術の際にも想定される合併症とその対処法である

1：S状静脈洞からの出血(左聴神経腫瘍に対する retrosigmoid approach)

　　A：S状静脈洞中枢側(矢印)に手術損傷あり, 同部位から出血している

　　B：サージセル®を局所に充填, 圧迫することにより止血が得られた

2：迷路瘻孔(右聴神経腫瘍に対する経迷路手術)

　　A：迷路削開前の外側半規管(LSC)隆起を示す

　　B：膜迷路(矢印)が露出. ここまでには迷路周囲の緻密骨を相当削除する必要がある

3：硬膜損傷と髄液漏(左錐体尖コレステリン肉芽腫症例)

　　A：菲薄化した中頭蓋窩硬膜(MFD)が裂け, 脳脊髄液が噴出(矢印)

　　B：硬膜裂傷部を側頭筋膜(F)で被覆し(矢尻), フィブリン糊で固定した

CG：コレステリン肉芽腫, EAC：外耳道, F：側頭筋膜, I：キヌタ骨, LSC：外側半規管, MFD：中頭蓋窩硬膜, MFP：中頭蓋窩底, PFD：後頭蓋窩硬膜, SS：S状静脈洞, SSC：前半規管

賛否両論[8)9)]があり，術者の意向による．切開を行うときは神経栄養血管に注意し，愛護的に行う．

- 術後には，感音，伝音ともに難聴が生じる可能性があり，術前に十分なインフォームド・コンセント[3)]が必要である．キヌタ骨の整復時は，特にキヌタ・アブミ関節を確実に接着し，フィブリン糊で固定を確実なものにする．整復したキヌタ骨が外耳道後壁あるいは外側半規管隆起に癒着しないように注意する．感音難聴は，キヌタ骨への術操作の他，削開時のドリルの振動や音響曝露などの内耳への影響を考慮する必要がある．

顔面神経減荷術の合併症ならびにその対応[10)]

1．S状静脈洞からの出血

乳突削開時に意図的にS状静脈洞を浮き彫りにしておいたほうが乳突部顔面神経の同定もしやすいし，むしろその存在を意識することで損傷を避けられる．万が一損傷したときは，慌てることなくサージセル®で圧迫し，止血処置を行う（図3-1）．

2．外側，前半規管の迷路瘻孔

迷路周囲（半規管隆起）の骨は厚く，簡単には瘻孔は生じないので過度に怖れる必要はない（図3-2）．万が一露出しても，膜迷路は絶対に吸引せずに，側頭筋膜や骨片で被覆する．

3．髄液漏

乳突削開時の中頭蓋窩硬膜の損傷ならびに迷路部開放時の内耳道底からの髄液漏に注意する．微少な出血など硬膜に近づいたサインをみたら，必ずダイアモンドバーを使用する．スティールカッティングバーは硬膜損傷リスクが高い．髄液漏が生じた場合は，硬膜損傷が小さければ側頭筋膜で被覆し，フィブリン糊で固定する（図3-3）．これで停止しない場合は腹部より脂肪を採取・充填し，閉鎖を試みる．

4．感音難聴，めまい

術後に骨導聴力，眼振所見を早期に評価する．

感音難聴が発生した場合は，急性感音難聴に準じて副腎皮質ステロイド投与が望ましい．いずれも早期に発見することが重要となる．

最後に

未だ異論も多い顔面神経減荷術ではあるが，顔面神経麻痺患者のニーズは確実に存在する．本稿を参考にして，多くの耳鼻咽喉科医にこの手術を実践いただきたい．

参考文献

1) Grogan PM, Gronseth GS：Practice parameter：Steroids, acyclovir, and surgery for Bell's palsy（an evidence-based review）：report of the Quality Standards Subcommittee of the American Academy of Neurology. Neurology, **56**：830-836, 2001.
    Summary 米国神経科学会の review では，4つの文献を分析し，減荷術の有用性を見出せたものが存在したものの，エビデンスに基づいた推奨はできないとした．
2) Menchetti I, McAllister K, Walker D, et al：Surgical interventions for the early management of Bell's palsy. Cochrane Database Syst Rev, **1**：CD007468, 2021.
    Summary 発症 12 か月の治癒率に対する減荷術の有用性をみるため，2 つの RCT 研究を分析した結果，早期手術と晩期手術，早期手術と手術なしとの間に差は得られなかったとした．
3) 濵田昌史：耳科手術におけるインフォームド・コンセント．顔面神経減荷術．JOHNS, **35**：182-183, 2019.
4) 濵田昌史：膝部の完全開放を目指した経乳突的顔面神経減荷術．Facial N Res Jpn, **39**：17-18, 2020.
5) Gantz BJ, Rubinstein JT, Gidley P, et al：Surgical management of Bell's palsy. Laryngoscope, **109**：1177-1188, 1999.
    Summary 顔面神経減荷術に関して，膝部より内側までの減荷が大きく有用で，完全麻痺後 2 週以内の手術を提唱している．
6) Li Y, Sheng Y, Feng GD, et al：Delayed surgical management is not effective for severe Bell's palsy after two months of onset. Int J Neurosci, **126**：989-995, 2016.

Summary このRCTでは，ENoG値が5％未満の重度Bell麻痺例においては発症2か月以降の減荷術は患者にとって利益はないとした．

7）Yanagihara N, Hato N, Murakami S, et al：Transmastoid decompression as a treatment of Bell palsy. Otolaryngol Head Neck Surg, **124**：282-286, 2001.

Summary Bell麻痺に対する経乳突的減荷術は，発症60日以内に迷路部まで開放すると未施行例と比較して回復した例が多かったと報告した．

8）Spencer PS, Weinberg HJ, Raine CS, et al：The perineurial window-A new model demyelination and remyelination. Brain Res, **96**：323-329, 1975.

9）内田真哉：顔面神経減荷術における神経鞘切開の是非について．Facial N Res Jpn, **33**：124-125, 2013.

10）小田桐恭子，濵田昌史：耳の手術．顔面神経減荷術．耳喉頭頸, **87**：50-54, 2015.

11）濵田昌史：手術に必要な画像診断-耳編．顔面神経減荷術．JOHNS, **33**：733-738, 2017.

MB ENT, 282：46-50, 2023

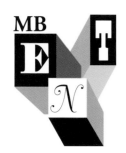

◆特集・顔面神経麻痺を治す

小児の顔面神経麻痺

江崎伸一*1　勝見さち代*2

Abstract　小児の顔面神経麻痺も Bell 麻痺と Hunt 症候群の頻度が高いが，先天性麻痺や中耳炎や外傷由来の頻度が比較的高い特徴がある．また，稀ではあるが白血病や川崎病，脳腫瘍などの随伴症状である症例もある．発症時期などの麻痺に関する情報が不正確で診断に苦慮することが多いため，丁寧な問診と診察により，麻痺の原因を推測することが重要である．

　水痘ワクチン普及による顔面神経麻痺への影響を検討したところ，ワクチンの接種開始により小児顔面神経麻痺の症例数の減少が認められた．また，小児 Hunt 症候群の患者における検討では水痘ワクチン接種がなく，水痘に罹患した患者の群において麻痺の予後が不良となる傾向にあった．水痘ワクチンの定期接種化により水痘は激減しているため，将来的な Hunt 症候群の減少が期待される．

　小児の顔面神経麻痺の予後は全体としては良好であるが，麻痺が完治しなかった場合には病的共同運動や拘縮など，患児にとって一生不幸な顔面の醜形を残すことになるので早期に適切な治療を行うことが大切である．

Key words　Bell 麻痺（Bell's palsy），Ramsay Hunt 症候群（Ramsay Hunt syndrome），水痘ワクチン（varicella vaccine），耳介帯状疱疹（herpes zoster auricularis）

はじめに

　顔面神経麻痺は，成人では比較的一般的な疾患と考えられているが，小児においても稀な疾患ではない．その多くは成人と同じく Bell 麻痺，Ramsay Hunt 症候群（以下，Hunt 症候群）が主体であるが，小児特有の先天異常に起因する先天性麻痺症例や中耳炎に合併する耳炎性麻痺症例が少なからず存在することが特徴的である．小児では顔面神経麻痺そのものの診断は容易であっても，神経障害診断のための電気生理学的検査や血液検査，画像検査などの各種検査を容易に行うことができないため，原因や重症度，治療効果の判定には困難を伴うことが多い．後天性麻痺については，成人と同様に薬物治療を行い，必要に応じて手術治療を行う．本稿では，小児の顔面神経麻痺症例において特徴と考えられる項目を中心に概説する．

小児顔面神経麻痺の原因と発症頻度

　小児の顔面神経麻痺の原因として知られている疾患を表 1 にまとめた[1)2)]．原因は大きく先天性，ウイルス性，耳炎性，外傷性，腫瘍性，その他に分けられる．小児特有の疾患として先天性麻痺，分娩外傷に伴う顔面神経麻痺があり，また中耳炎や乳様突起炎による耳炎性麻痺の頻度が増加する．また，稀ではあるが脳腫瘍や白血病の初発症状として顔面神経麻痺が現れることがある．

　愛媛大学病院を受診した患者の検討では，小児例は 13.3％を占め，性差は特に認めなかった[3)]．その中で Bell 麻痺が 48％，Hunt 症候群が 14％，

*1　Esaki Shin-ichi, 〒467-8602 愛知県名古屋市瑞穂区瑞穂町川澄 1　名古屋市立大学大学院耳鼻咽喉・頭頸部外科，講師
*2　Katsumi Sachiyo, 同科

表 1. 小児顔面神経麻痺の原因疾患

• 先天性	先天性片側性下口唇麻痺
	第一・二鰓弓症候群（Goldenhar 症候群，小耳症など）
	Möbius 症候群
	脊髄空洞症
• ウイルス性	Bell 麻痺
• Ramsay Hunt 症候群	
• 耳炎性	中耳炎，乳様突起炎
• 外傷性	分娩外傷
	頭部外傷（側頭骨骨折など）
• 腫瘍性	脳腫瘍（脳幹グリオーマ，聴神経腫瘍，髄膜腫など）
	中枢性白血病
• その他	Guillain-Barré 症候群
• 急性灰白髄炎	
• その他のウイルス感染症	
（EB ウイルス，エンテロウイルス，ムンプスウイルスなど）	
• マイコプラズマ感染症	
• Lyme 病	
• サルコイドーシス	
• その他の細菌感染症（髄膜炎，耳下腺炎，結核など）	
• 中枢神経疾患の一症状として	
• Melkersson-Rosenthal 症候群	

外傷性麻痺が 11％，耳炎性麻痺が 11％，先天性麻痺が 8％を占めた．同時期の全年齢の検討では Bell 麻痺が 59％，Hunt 症候群が 14％，外傷性麻痺が 6％，耳炎性麻痺が 4％，先天性麻痺 2％であり，小児例では耳炎性や外傷性，先天性の顔面神経麻痺の割合が多いことが示された．

先天性顔面神経麻痺

先天性の顔面非対称でもっとも多いのが先天性片側性下口唇麻痺（congenital unilateral lower lip palsy：CULLP），啼泣時顔面非対称症候群（asymmetric crying faces：ACF）などと称される下口唇の麻痺である．下唇下制筋あるいは口角下制筋の形成不全が原因となる．下顎縁枝の電気刺激で下口唇の筋収縮が認められ，下顎縁枝が発生過程の下唇下制筋の発育不全により他の筋に接続している可能性が考えられている[4]．成長とともに目立たなくなることが多いが，改善の希望がある場合は形成外科的な手術を要する．

その他の先天性麻痺としては，同側の顔面の低形成を伴う第一・第二鰓弓症候群，顔面神経核の形成不全により両側顔面神経麻痺を生じる Möbius 症候群などが挙げられる．いずれも経過観察では改善を認めないため，希望があれば形成外科的な手術を要する．

また，先天性麻痺と混同されやすいものが分娩外傷による顔面神経麻痺である．顔面神経が産道や鉗子により圧迫されて，顔面の全領域が麻痺することが特徴である．予後は基本的に良好で，2〜4 週程度で自然治癒する．近年は鉗子・吸引分娩が適応とされることは少なく，発生頻度も減少している．

後天性顔面神経麻痺

1．後天性顔面神経麻痺の原因

Bell 麻痺は成人と比較すると頻度は低いが，小児の顔面神経麻痺の中でももっとも多くを占める疾患である．ある日突然顔面神経麻痺を発症し，他の原因を否定された時に Bell 麻痺と診断される．Bell 麻痺は主に単純ヘルペスウイルス 1 型を原因とするが，口唇ヘルペスを伴う症例もある．Hunt 症候群は水痘・帯状疱疹ウイルス（varicellazoster virus：VZV）の再活性化により生じるため，小児では稀とされてきた．しかし，最近では小児期の帯状疱疹と同様に増加する傾向があり，水痘初感染の低年齢化と免疫獲得の弱さが関与していると考えられている．成人と比較し，難聴，めまいの訴えが少なく，耳介に帯状疱疹が発現し

ない無帯状疱疹ヘルペス(zoster sine herpete：ZSH)が多い.

また，耳炎性麻痺には急性中耳炎によるものと，真珠腫性中耳炎によるものがある．小児では容易に中耳炎を起こし，炎症が顔面神経管内に波及することにより顔面神経麻痺を生じる．先天性の真珠腫では顔面神経麻痺が初発症状のこともある．側頭骨骨折などの頭部外傷により顔面神経麻痺を認めることがあり，また，伝染性単核症，白血病や川崎病，脳腫瘍などの随伴症状の一つであることもある．このように様々な疾患の鑑別が必要であり，丁寧な問診と耳内所見の観察が肝要である．

2．後天性顔面神経麻痺の検査

成人に準じるが，小児では患児の協力が得にくくデータの信頼性が乏しいのが難点である．たとえば，表情筋運動スコアでは，すべての項目が評価できないことも多く，その場合は得られた項目のみで麻痺の程度を判断し，8/28点のように表記する．また，評価項目を額のしわ寄せ，強い閉眼，イーと歯を見せる，の3表情に限定したトリアージ10点法が提唱され，乳幼児の顔面神経麻痺の評価に用いることができる[5].

特に，乳幼児では泣き顔で麻痺の程度を判断せざるを得ないことも多い．泣いた時の流涙の観察は重要で，閉眼が可能で流涙も十分みられる症例では予後は良好である．また，神経興奮性検査(nerve excitability test：NET)やENoG(electroneuronography)，アブミ骨筋反射などでは，泣いた状態では正確なデータが得られない．減荷手術の適応決定には，鎮静下での電気生理学的検査を考慮する必要がある．

3．後天性顔面神経麻痺の治療

Bell麻痺，Hunt症候群では成人に準じて治療する．神経の浮腫を抑える目的でステロイド(プレドニゾロン1 mg/kg/日より漸減)と抗ウイルス薬(バラシクロビル50〜75 mg/kg/日)を投与する．プレドニゾロンは苦いため，内服不可能な場合は点滴にて投与する．一般的に小児症例の予後は良

好であるが，その主な理由として顔面神経が神経管に対して断面積が小さいことが挙げられている．

急性中耳炎によるものは鼓膜切開，あるいはチュービングを行い，適切な抗菌薬とステロイド(プレドニゾロン1 mg/kg/日より漸減)を投与する．しかし，耳漏が止まらず，高度脱神経が生じた場合には早期に乳様突起削開術，顔面神経減荷術を施行する．真珠腫性中耳炎による場合は真珠腫を清掃し，必要があれば減荷術を併せて行う．

外傷性麻痺については成人と同様に，遅発性麻痺であればまずステロイドで保存的に治療を行うが，即時性の麻痺であれば早期の顔面神経減荷術を考慮する．

Hunt 症候群と水痘ワクチン

1．水痘ワクチンの Hunt 症候群への影響

水痘ワクチンは水痘患児の水疱液から分離され，様々な細胞で継代され弱毒化したウイルスを由来としている．水痘ワクチンに用いられているOka株はウイルス血症を起こしにくいため，潜伏感染も生じにくいことが知られている[6].この水痘ワクチンは1987年に任意接種として認可され，2008年には接種率が41.6%に達したが，水痘の流行状況は変わらなかった．その後2014年に2回接種の定期接種が開始され，水痘患者は劇的に減少した(病原微生物検出情報(IASR)より).

この水痘患者の減少により，顔面神経膝神経節へのVZVの潜伏感染が減少し，VZV再活性化によるHunt症候群の発症が減ることが予想された．そこで，愛媛大学医学部附属病院を受診した小児顔面神経麻痺患者の症例を検討した(図1).1998年頃より小児顔面神経麻痺患者の減少が認められたが，その中でVZV由来の顔面神経麻痺の割合は増加し，ZSH(無帯状疱疹ヘルペス)の患者も一時的に増加した．

2000年の時点の検討では，Hunt症候群の小児患者はいずれもワクチンを接種していなかった[7].そこで，名古屋市立大学病院を受診した小児Hunt症候群(ZSHを含む)において，ワクチン

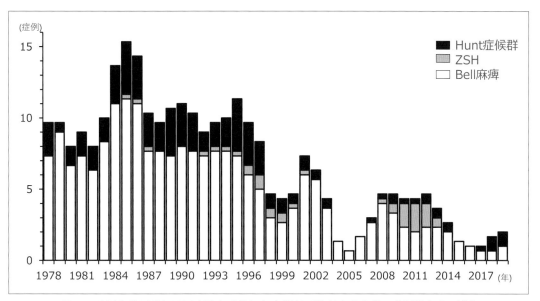

図 1. 愛媛大学医学部附属病院を受診した小児顔面神経麻痺患者の症例数(3年平均)
1998年頃より小児顔面神経麻痺患者の減少が認められた. VZV由来の麻痺の割合は徐々に増加が認められた

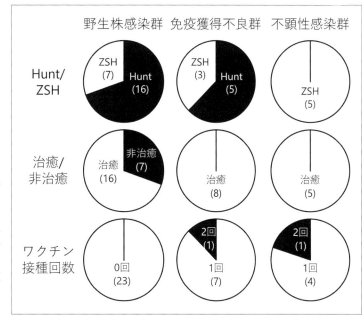

図 2.
名古屋市立大学病院を受診した小児Hunt症候群(ZSHを含む)の検討
野生株感染群はHunt症候群の割合が多く, 非治癒に至る症例が多く認められた. 一方, 不顕性感染群はすべてZSHであり, 治癒に至った. ワクチン接種はほとんどが1回接種であったが, 2回接種も存在した

接種, 水痘罹患の有無を調査した(図2). ワクチンを接種せず水痘に罹患した群を「野生株感染群」, ワクチンを接種したが水痘に罹患した群を「免疫獲得不良群」, ワクチンを接種して水痘に罹患していない群を「不顕性感染群」と定義して, 比較検討したところ, 野生株感染群, 免疫獲得不良群, 不顕性感染群の順にHunt症候群の割合が減少し, 非治癒例は野生株感染群にのみ認められた. 以上の結果から, ワクチン接種によりHunt

症候群の重症化を防ぎ, 予後の改善に貢献している可能性が示唆された. また, ワクチンを接種した「免疫獲得不良群」と「不顕性感染群」において, 接種回数を検討したところ, ほとんどが1回接種であった. ワクチンを2回接種して水痘の免疫獲得率を上げることにより, Hunt症候群の発症を低下できる可能性が示唆された.

ワクチンを接種し, 水痘に罹患していない「不顕性感染群」の病態について考察すると, 野生株

に感染して水痘が軽度だったため気づかなかった可能性と，ワクチン株が潜伏感染して再活性化した可能性の両者が考えられる．「不顕性感染群」の帯状疱疹からワクチン株が検出されたとの学会報告と，ワクチン接種患者の Hunt 症候群の耳帯状疱疹から野生株が検出されたとの症例報告があり[8]，どちらの可能性も否定できない．水疱内容液を PCR で検出することにより VZV の由来を同定することが可能であり，今後の検証が期待される．

2. 水痘ワクチン普及による未来予測図

帯状疱疹，Hunt 症候群とも VZV の再活性化により生じるため，帯状疱疹と Hunt 症候群の疫学動態は類似した増減を示す可能性が高い．宮崎県では 1997 年より帯状疱疹の調査が行われてきた[9][10]．水痘ワクチンの普及により水痘は減少したが，帯状疱疹の増加が認められた．水痘患者の減少により，水痘患者に触れあって VZV 免疫が上昇する機会が減り，帯状疱疹が増加している可能性が示唆された．Hunt 症候群は帯状疱疹と同様に VZV の再活性化が発症原因となるため，今後 Hunt 症候群が増える可能性が考えられる．しかし，今までの知見を加味すると，帯状疱疹ワクチンにより帯状疱疹を抑制できること，水痘ワクチンにより水痘罹患患者を減らすことから，長期的には Hunt 症候群の患者を減らすことができると考えられた．

まとめ

小児の顔面神経麻痺における成人との相違は，① Bell 麻痺や Hunt 症候群の占める割合が成人と比較して少なく，耳炎性や外傷性，先天性が多い，② 白血病や川崎病，伝染性単核症など全身疾患の随伴症状の一つである症例もある，③ 乳幼児では麻痺発症や誘因の情報が不正確で病因の診断が困難なことが多い，④ 患児の協力が得られず麻痺の重症度や神経の変性度を診断する検査データの信頼性が低い，などが挙げられる．小児の顔面神経麻痺は成人と比較すると予後は良好であるが，病因が多彩で，診断および治療方針を一歩誤ると患児にとって一生不幸な顔面の醜形を残すことになる．したがって，手間はかかるが注意深い問診と理学所見，正確な検査を行い，早期に適切な治療を行うことが大切である．

参考文献

1) 満留昭久，安元佐和：顔面神経麻痺．小児内科，**28**(増)：838-842，1996.
2) 大矢達夫：顔面神経麻痺．小児科診療，**62**(増)：448-449，1999.
3) 柳原尚明：小児の顔面神経麻痺の特徴—臨床統計的観察—．小児耳，**15**(2)：25-27，1994.
4) Baba S, Kondo K, Yamasoba T：Electrophysiological Evaluation of the Facial Muscles in Congenital Unilateral Lower Lip Palsy. Otol Neurotol, **39**(1)：106-110, 2018.
5) 松代直樹，佐藤　崇，北村江理ほか：乳幼児における顔面神経麻痺の程度評価に関する問題点～『トリアージ 10 点法』の有用性～．Facial N Res Jpn, **35**：84-86, 2015.
6) Ozaki T, Ichikawa T, Matsui Y, et al：Viremic phase in nonimmunocompromised children with varicella. J Pediatr, **104**(1)：85-87, 1984.
7) Hato N, Kisaki H, Honda N, et al：Ramsay Hunt syndrome in children. Ann Neurol, **48**(2)：254-256, 2000.
8) 武政洋一，日馬由貴，岡部信彦：水痘ワクチン接種者に Ramsay Hunt 症候群を発症した 1 例．小児感染免疫，**29**(1)：24-28, 2017.
9) Toyama N, Shiraki K：Universal varicella vaccination increased the incidence of herpes zoster in the child-rearing generation as its short-term effect. J Dermatol Sci, **92**(1)：89-96, 2018.
　Summary　水痘ワクチンの普及，定期接種化により水痘は減少したが，帯状疱疹は増加傾向にあり，特に子育て世代で増加している．
10) Toyama N, Shiraki K：Universal varicella vaccination reduced the incidence of herpes zoster in vaccine recipients 1 to 4 years of age. J Dermatol Sci, **92**(1)：284-286, 2018.
　Summary　水痘ワクチンの普及，定期接種化により 0～4 歳の帯状疱疹は減少したが，5～9 歳の帯状疱疹は減少していない．

MB ENT, 282：51-57, 2023

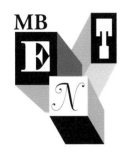

◆特集・顔面神経麻痺を治す

顔面神経麻痺患者への心理学的アプローチ

藤原圭志*

Abstract 顔面神経麻痺は患者の心理面にも影響を与え，QOL を低下させる．麻痺の程度は柳原法などの医療者側からの評価法で評価されるが，麻痺の重症度と患者の QOL 低下は必ずしも一致しない．そのため，FaCE scale や FDI など患者自身により顔面神経麻痺患者の QOL を評価する方法を活用するのが望ましい．また，顔面神経麻痺により不安，抑うつ状態となることがあり，心理面の評価も重要である．心理面の評価には STAI，SDS，HADS などが用いられる．FaCE scale や FDI を用いて顔面神経患者の QOL を評価した報告では，House-Brackmann 法のgrade や Sunnybrook 法のスコアと QOL との乖離が多数報告されている．メーキャップ治療はメーキャップのテクニックを用いて安静時非対称を軽減させるための治療で，患者の QOL や心理面の障害を改善させる可能性がある．

Key words FaCE scale（Facial Clinimetric Evaluation scale），FDI（Facial Disability Index），STAI（State-Trait Anxiety Inventory），SDS（Self-rating Depression Scale），メーキャップ治療（make-up therapy）

はじめに

顔面神経麻痺は，麻痺によって生じる表情筋運動低下による影響の他に，心理的な影響，社会活動への影響などによって患者の quality of life（QOL）を低下させる[1)2)]．麻痺の重症度は柳原法やHouse-Brackmann 法，Sunnybrook 法などの医療者側からの評価法で評価されるが，QOL の低下は麻痺の重症度とは必ずしも一致しない[3)4)]．本稿では，顔面神経麻痺患者の QOL を評価するための患者側からの評価法の代表例として Facial Clinimetric Evaluation scale（FaCE scale）[5)]，Facial Disability Index（FDI）[6)]などについて概説し，不安や抑うつ状態などの心理面の評価法を紹介する．続いて，顔面神経麻痺非治癒例の QOL および心理的評価と麻痺の重症度や後遺症の程度との関連について自験例および文献的データを報告す

る．最後に，顔面神経麻痺における社会活動・心理面への当科での治療の試みとしてメーキャップ治療を紹介する．

顔面神経麻痺患者の社会活動・心理面の評価法

1．FaCE scale

FaCE scale は顔面神経麻痺患者の QOL 評価法として 2001 年に Kahn らによって報告され[5)]，多くの言語に翻訳され国際的に広く用いられている．日本語版も 2009 年に飴矢らが報告して以来，本邦でも広く用いられている[7)]（表1）．FaCE scaleは 15 項目の自己記入式アンケートからなり患者の主観的評価が反映される．質問項目は顔面の運動（1，2，3），顔面の感覚（4，5，13），食事摂取（9，10），目の感覚（6，7），涙液分泌（8），社会活動（11，12，14，15）の 6 つのサブグループに分けられる．各項目 1〜5 点で最高点は 75 点となり，

* Fujiwara Keishi，〒060-8638 北海道札幌市北区北15条西7丁目 北海道大学大学院医学研究院耳鼻咽喉科・頭頸部外科学教室，講師

表 1. FaCE scale 日本語版

		できない	集中時のみ	少し	ほぼ正常	正常
1	笑う時，麻痺側の口を動かせる	1	2	3	4	5
2	麻痺側の眉を上げることができる					
3	口をすぼめる時，麻痺側の口を動かせる					
		いつも	殆どいつも	時々	まれに	全然ない
4	顔がこわばる					
5	顔を動かすとつっぱり感や痛みを感じる					
6	目の乾き，刺激，かゆみを感じる					
7	麻痺側の眼に目薬を使う					
8	麻痺側の眼は，涙が出すぎる					
9	食事が食べにくい					
10	飲食物が口からこぼれる					
11	周りの人と変わらない活動ができない					
12	周りの人から顔の異常で差別される					
		とても思う	思う	どちらでもない	思わない	全く思わない
13	顔の疲れを感じる					
14	人と会ったり社会活動に参加できない					
15	人前で食事するのを避ける					

（文献 7 より引用）

点数が高いほど患者満足度も高くなる．リハビリテーションやボツリヌス毒素治療の効果判定[8]などに用いられており，当科においても顔面神経麻痺後遺症に対するメーキャップ治療の評価として使用している[9]．

2．FDI

本邦では前項の FaCE scale が顔面神経麻痺患者の QOL 評価に広く用いられているが，欧米では FDI により QOL を評価した報告も多く認められる[10)11]．FDI は 1996 年に VanSwearingen らが報告した評価法であり[6]，身体的機能と社会的機能に関するそれぞれ 5 つの質問から構成される．身体的機能は食事，飲み物を飲む，話す，歯磨きなどに支障があるか，目が乾いたり涙が出すぎたりしないか，社会的機能は精神的に落ち着いているか，孤独を感じていないか，イライラしていないか，睡眠への影響，外出などの社会活動への影響などが問われ，身体的機能，社会的機能それぞれが最低 0 点から最高 100 点までで採点される．

3．State-Trait Anxiety Inventory（STAI）

不安状態の評価法として STAI が報告されている[12]．STAI は，今どう感じているかを評価する状態不安と，普段どう感じているかを評価する特性不安の 2 種で構成される（表 2，3）．それぞれ不安に関する 20 問の設問で構成され，1〜4 点で採点され点数が高いほど不安の度合いが高いことを意味する．点数によって，グループ 1（20〜43 点）：正常範囲内，グループ 2（44〜53 点）：不安障害のリスクあり，グループ 3（54 点以上）：明らかな不安症状ありの 3 群に分けられ，グループ 2 および 3 は不安状態にあると判断される[13]．

4．Self-rating Depression Scale（SDS）

SDS は抑うつ状態を評価する方法の一つである[14]．STAI と同様に 20 問の設問で構成され，1〜4 点で採点される（表 4）．点数が高いほど抑うつ状態が強いことを意味する．点数によって，グループ 1（40 点未満）：抑うつ状態に乏しい，グループ 2（40〜49 点）：軽度抑うつ状態，グループ 3（50 点以上）：中等度抑うつ状態の 3 群に分けられ，グループ 2 および 3 は抑うつ状態にあると判断される．

5．Hospital Anxiety and Depression Scale（HADS）

HADS は不安と抑うつを合わせて測定できる

表 2. STAI(状態不安)質問項目

「全くあてはまらない」1点, 「いく分あてはまる」2点, 「かなりよくあてはまる」3点, 「非常によくあてはまる」4点から回答. 逆転項目では配点が逆となる

	逆転項目
<u>たった今, どう感じているか</u>, 現在の気持ちをよく表すものを選ぶ.	
1. おだやかな気持ちだ	○
2. 安心している	○
3. 緊張している	
4. ストレスを感じている	
5. 気楽である	○
6. 気が動転している	
7. なにかよくないことが起こるのではないかと心配している	
8. 満足している	○
9. おびえている	
10. 快適である	○
11. 自信がある	○
12. 神経過敏になっている	
13. イライラしている	
14. ためらっている	
15. くつろいでいる	○
16. 満ち足りた気分だ	○
17. 悩みがある	
18. まごついている	
19. 安定した気分だ	○
20. 楽しい気分だ	○

表 3. STAI(特性不安)質問項目

「全くあてはまらない」1点, 「いく分あてはまる」2点, 「かなりよくあてはまる」3点, 「非常によくあてはまる」4点から回答. 逆転項目では配点が逆となる

	逆転項目
<u>普段, どう感じているか</u>, 普段感じている気持ちをよく表すものを選ぶ.	
1. 楽しい気分になる	○
2. 神経質で落ち着かない	
3. 自分に満足している	○
4. とりのこされたように感じる	
5. 気が休まっている	○
6. 冷静で落ち着いている	○
7. 困ったことが次々起こり克服できないと感じる	
8. 本当はそう大したことでもないのに心配しすぎる	
9. しあわせだと感じる	○
10. いろいろ頭にうかんできて仕事や勉強が手につかない	
11. 自信がない	
12. 安心感がある	○
13. すぐに物事を決めることができる	○
14. 力不足を感じる	
15. 心が満ち足りている	○
16. つまらないことが頭にうかび悩まされる	
17. ひどく失望するとそれが頭から離れない	
18. 落ち着いた人間だ	○
19. 気になることを考えだすと緊張したり混乱したりする	
20. うれしい気分になる	○

表 4. SDS 質問項目

「めったにない」「時々」「しばしば」「いつも」から回答
1，3，4，7，8，9，10，13，15，19 は「めったにない」1 点，「時々」2 点，「しばしば」3 点，「いつも」4 点
2，5，6，11，12，14，16，17，18，20 は「めったにない」4 点，「時々」3 点，「しばしば」2 点，「いつも」1 点

最近の状態にもっともよくあてはまる段階を選ぶ．
1. 気分が沈んで憂鬱である
2. 一日のうちで朝がもっとも気分がよい
3. なんとなく泣きたくなったり涙を流したりすることがある
4. 夜，ねむれないで困る
5. ふつうに食欲がある
6. 異性に関心がもてる
7. 普段より体重がかなり減っている
8. 便秘して困っている
9. 動悸が気になる
10. わけもなく疲れたような感じがする
11. 頭の中がすっきりしている
12. 物事をらくにやることができる
13. おちつかず，じっとしていられない
14. 将来のことに希望がもてる
15. このごろイライラすることがある
16. たやすく決断することができる
17. 自分を役に立つ有用な人間だと思える
18. 毎日の生活は充実している
19. 自分が死んだ方が他の人に迷惑をかけなくてよいと思う
20. これまで楽しんでやれたことは，今でも楽しめる

質問票として様々な疾患に広く用いられている[15]．不安（HADS-A）および抑うつ（HADS-D）のそれぞれ7項目の設問を0〜3点で採点し，合計が0〜21点となる．点数が高いほど不安や抑うつが強いことを示す．11点がカットオフ値とされている．顔面神経麻痺非治癒例の不安・抑うつ状態の評価にも使用されている[16]．

6．Medical Outcomes Study 36-item Short-Form Health Survey（SF-36）

SF-36 は疾患非特異的に健康関連 QOL を測定するための科学的な信頼性・妥当性をもった尺度として，国際的に広く使用されている[17]．SF-36 は 36 の質問項目からなり，身体機能，日常役割機能，身体の痛み，社会生活機能，全体的健康感，活力，日常役割機能（精神），心の健康の8つの健康概念に分かれる．顔面神経麻痺患者においてSF-36 を用いて QOL を評価した報告では，すべての健康概念で QOL の低下を認め，特に女性，重症麻痺患者，麻痺が遷延化した患者において低下傾向が強く認められた[18]．

顔面神経麻痺非治癒例における心理面の評価

臨床アウトカム評価において，医療者側からの評価である ClinRO（clinician-reported outcome），患者側からの評価である PRO（patient-reported outcome）などがあるが，医療従事者は患者よりも症状などを過小評価しがちであるとされており，ClinRO と PRO の乖離がしばしば認められる[19]．前項で解説した各種評価法を用いて顔面神経患者の QOL，心理面を評価した報告が多数認められる．これらの評価法は患者側からの評価である PRO であり，顔面神経麻痺患者においては ClinRO である柳原スコアや House-Brackmann 法，Sunnybrook 法などの医療者側からの評価との乖離が報告されている[3)16)20)〜22)]．聴神経腫瘍術後の顔面神経麻痺患者における QOL を評価した報告では，House-Brackmann 法の grade と FaCE scale の社会活動スコアには相関は認められず，麻痺の程度で患者の QOL を推測することはできないと結論付けている[20]．Ng らは Bell 麻痺患者において，麻痺の程度を Sunnybrook 法で，QOL を FaCE scale で評価したところ，経過中の麻痺の回復の程度と QOL の回復の程度には相関が認められず，ClinRO のみでは顔面神経麻痺患者の機能的な障害を見落とす可能性があると報告している[21]．HADS により不安や抑うつ状態を，FaCE scale を用いて QOL を評価した報告では，不安や抑うつ状態と FaCE scale の社会活動スコアに有意な相関が認められた[16]．臨床医が評価した顔面運動機能と患者報告による QOL（FaCE scale，FDI）との相関を評価した review では，顔面運動機能と QOL の相関は低〜中等度であり，QOL のごく一部しか顔面運動機能では説明がつかないと報告された[3]．Rist らは潜在的な不安や抑うつ状態を有する顔面神経患者の QOL と麻痺の重症度との関係を評価し，不安は 25.8%，抑うつ状態は 22.7% で認められた．これらを有する患者は FaCE scale による QOL は有意に低下しており，QOL と Sunnybrook 法のスコアには相関を認めな

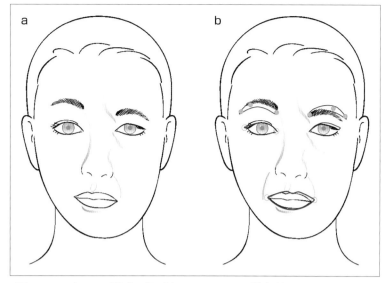

図 1. メーキャップ治療の概要(a:メーキャップ施行前, b:メーキャップ施行後)

眉毛の高さ, 瞼裂の幅, 鼻唇溝の深さ, 口角偏位を中心に, 安静時非対称の軽減を目指したメーキャップを施行する

かった. QOL の障害が麻痺の重症度と一致しない場合, メンタルヘルス症状に注意を払うべきと結論付けている[22]. 当科において, STAI, SDS を用いて不安や抑うつ状態を評価し得た顔面神経麻痺非治癒例30例を対象とし, 顔面神経麻痺の程度や後遺症, QOL との相関を検討した[4]. 発症 1 年以降で麻痺や後遺症が固定と判断された時点で, Sunnybrook 法を用いて麻痺や後遺症の程度の評価を行い, QOL は FaCE scale にて評価した. Sunnybrook 法複合スコア 99 点以下を非治癒と判定し, 疾患の内訳は, Bell 麻痺 9 例, Hunt 症候群 8 例, zoster sine herpete 6 例, 腫瘍性麻痺(良性) 5 例, 腫瘍性麻痺(悪性)2 例であった. 年齢は27〜85歳(中央値:60歳), 性別は男性 9 例, 女性 21 例であった. Sunnybrook 複合スコア, 病的共同運動スコアと STAI, SDS との有意な相関関係は認めなかったが, FaCE scale 社会活動スコアと STAI(状態不安), SDS の間に有意な負の相関関係を認め, 社会活動の低下と不安, 抑うつ状態の間に関連があることが示唆された. 医療者側からみると軽度な後遺症でも患者側は不安や抑うつをかかえている可能性があり, 注意を要する.

メーキャップ治療の QOL や心理面への効果

顔面神経麻痺の後遺症の患者の QOL への影響は特に女性において大きいことが報告されている[23]. 後遺症に対してはリハビリテーションおよび形成手術やボツリヌス毒素治療などの治療適応が検討されるが, 近年, 顔面神経麻痺患者におけるメーキャップ治療が進歩してきている[24]. Kanzaki らは, 2 例の女性顔面神経麻痺患者に対してメーキャップ治療を施行し, うつ状態や劣等感, 神経質な状態が軽減され, 社会的活動性が増加したと報告しており[25], 特に患者の心理面への効果が期待されている. 当科において資生堂ライフクオリティービューティーセンター協力のもと, 顔面神経麻痺患者におけるメーキャップ治療を行い, QOL や心理面への効果について検討した[9)26].

当科顔面神経麻痺外来においてメーキャップ治療を施行された女性顔面神経麻痺患者 7 例を対象とした. 年齢は 26〜64 歳(中央値:46歳), 疾患の内訳は Bell 麻痺 1 例, Hunt 症候群 3 例(zoster sine herpete を含む), 耳下腺癌 2 例, 顔面神経鞘腫 1 例である. 顔面神経麻痺の評価は柳原法および Sunnybrook 法を用いて行い, QOL の評価としては FaCE scale, 精神面の評価としては, 不安の

評価にSTAI，抑うつ状態の評価にSDSを用いた．メーキャップ治療は，安静時非対称の軽減を目的に，麻痺側だけでなく健側にもメイクを施し，左右対称に補正することが重要である．眉毛の高さ，瞼裂の幅，鼻唇溝の深さ，口角偏位に特に留意した指導がなされる（図1）．治療の前後でFaCE scaleは合計スコアおよび社会活動スコアにおいて有意な改善を認め，メーキャップ治療がQOLの改善に寄与することが示唆された．また，FaCE scaleとSTAI（状態不安）に有意な負の相関を認めたが，柳原法やSunnybrook法のスコアとSTAI，SDSの間には有意な相関を認めなかった．メーキャップ治療の心理面への効果については，STAI（状態不安）80%，（特性不安）80%，SDS60%の割合でメーキャップ治療前後での改善を認め，メーキャップ治療によって不安や抑うつ状態を改善させる可能性が示唆された．後遺症を認める顔面神経麻痺患者において，不安状態とQOLに有意な負の相関関係が示され，メーキャップ治療により不安，うつ状態を軽減することでQOLを改善させる可能性があると考えられる．メーキャップ治療は，基本的には女性が対象となるが，眉毛や瞼裂などの部分的なものであれば男性にも適応を拡大できる可能性があり，年齢層も若年から高齢まで行うことができる．病的共同運動への効果は高くないが，後遺麻痺や拘縮による外観上の左右非対称に対して軽減効果が期待できる．高度な非対称に対しても，メーキャップ治療単独では対応できないものの，形成手術やボツリヌス毒素治療と比べると，可逆的であり侵襲もほぼないため，これらの治療の前段階や，組み合わせることによっての相乗効果が期待できる．

文　献

1) 武市美香，東　貴弘，上枝仁美ほか：末梢性顔面神経麻痺の後遺症発症患者のQOLについて．Facial N Res Jpn, **23**：168-170, 2003.

2) Coulson SE, O'Dwyer NJ, Adams RD, et al：Expression of emotion and quality of life after facial nerve paralysis. Otol Neurotol, **25**：1014-1019, 2004.

3) Bruins TE, van Veen MM, Werker PMN, et al：Associations Between Clinician-Graded Facial Function and Patient-Reported Quality of Life in Adults With Peripheral Facial Palsy：A Systematic Review and Meta-analysis. JAMA Otolaryngol Head Neck Surg, **147**：717-728, 2021.
Summary　顔面運動機能と患者報告によるQOLとの相関を評価したreview．顔面運動機能とQOLの相関は低く，顔面運動機能低下のみではQOL低下は説明がつかない．

4) Fujiwara K, Fukuda A, Morita S, et al：Psychological evaluation for patients with non-cured facial nerve palsy. Auris Nasus Larynx, **49**：53-57, 2022.
Summary　顔面神経麻痺非治癒例において，社会活動の低下と不安・抑うつ状態に相関関係があることを示した．

5) Kahn JB, Gliklich RE, Boyev KP, et al：Validation of a patient-graded instrument for facial nerve paralysis：the FaCE scale. Laryngoscope, **111**：387-398, 2001.

6) VanSwearingen JM, Brach JS：The Facial Disability Index：reliability and validity of a disability assessment instrument for disorders of the facial neuromuscular system. Phys Ther, **76**：1288-1298, 1996.

7) 飴矢美里，羽藤直人，澤井尚樹ほか：患者アンケートを用いた顔面神経麻痺後遺症に対するリハビリテーションの効果検討．Facial N Res Jpn, **29**：124-126, 2009.

8) 飴矢美里，藤原崇志，山田啓之ほか：FaCE Scale日本語版を用いたQOL評価によるA型ボツリヌス毒素投与とリハビリテーション併用療法の効果．Facial N Res Jpn, **34**：84-86, 2014.

9) Fujiwara K, Furuta Y, Aoki W, et al：Make-Up Therapy for Patients With Facial Nerve Palsy. Ann Otol Rhinol Laryngol, **128**：721-727, 2019.

10) Bylund N, Hultcrantz M, Jonsson L, et al：Quality of Life in Bell's Palsy：Correlation with Sunnybrook and House-Brackmann Over Time. Laryngoscope, **131**：E612-E618, 2021.

11) Verhoeff R, Bruins TE, Ingels K, et al：A cross-sectional analysis of facial palsy-related quality of life in 125 patients：Comparing lin-

ear, quadratic and cubic regression analyses. Clin Otolaryngol, **47**：541-545, 2022.

12）Spielberger CD, Gorsuch RL, Lushene R, et al：Manual for the State-Trait Anxiety Inventory. Palo Alto, CA：ConsultingPsychologists Press, 1983.

13）Shafiei SB, Lone Z, Elsayed AS, et al：Identifying mental health status using deep neural network trained by visual metrics. Transl Psychiatry, **10**：430, 2020.

14）Zung WW：A SELF-RATING DEPRESSION SCALE. Arch Gen Psychiatry, **12**：63-70, 1965.

15）Zigmond AS, Snaith RP：The hospital anxiety and depression scale. Acta Psychiatr Scand, **67**：361-370, 1983.

16）Diaz-Aristizabal U, Valdes-Vilches M, Fernandez-Ferreras TR, et al：Correlations between impairment, psychological distress, disability, and quality of life in peripheral facial palsy. Neurologia, **34**：423-428, 2019.

17）Fukuhara S, Bito S, Green J, et al：Translation, adaptation, and validation of the SF-36 Health Survey for use in Japan. J Clin Epidemiol, **51**：1037-1044, 1998.

18）大石直樹, 新田清一, 南　修司郎ほか：SF-36 を用いた Bell 麻痺患者 QOL 測定の試み. Otol Jpn, **18**：45-51, 2008.

19）樋之津史郎：Patient-reported outcome（PRO）データの解析. 日内分泌会誌, **36**：198-201, 2019.

20）Lee J, Fung K, Lownie SP, et al：Assessing impairment and disability of facial paralysis in patients with vestibular schwannoma. Arch Otolaryngol Head Neck Surg, **133**：56-60, 2007.

21）Ng JH, Ngo RY：The use of the facial clinimetric evaluation scale as a patient-based grading system in Bell's palsy. Laryngoscope, **123**：1256-1260, 2013.

22）Rist TM, Segars K, Oyer SL：Influence of Subclinical Anxiety and Depression on Quality of Life and Perception of Facial Paralysis. Facial Plast Surg Aesthet Med, 2022. in press.

Summary　不安や抑うつ状態を有する顔面神経麻痺患者では FaCE scale で評価した QOL は有意に低下していた.

23）Kleiss IJ, Hohman MH, Susarla SM, et al：Health-related quality of life in 794 patients with a peripheral facial palsy using the FaCE Scale：a retrospective cohort study. Clin Otolaryngol, **40**：651-656, 2015.

24）青木和香恵：外傷性顔面神経麻痺の治療アプローチ 顔面神経麻痺患者へのメーキャップの実際. Facial N Res Jpn, **34**：21-23, 2014.

25）Kanzaki J, Ohshiro K, Abe T：Effect of corrective make-up training on patients with facial nerve paralysis. Ear Nose Throat J, **77**：270-274, 1998.

26）藤原圭志, 古田　康, 青木和香恵ほか：顔面神経麻痺患者に対するメーキャップ治療の精神面に対する効果. Facial N Res Jpn, **38**：147-149, 2019.

Monthly Book
エントーニ

ENTONI

No.276

最新増大号

MB ENTONI No.276　2022年10月　増大号
192頁　定価5,280円（本体4,800円＋税）

耳鼻咽喉科頭頸部外科
見逃してはいけないこの疾患

編集企画　金沢大学教授　吉崎智一

見逃してはならないポイント、見逃さないための必要な知識・適切な判断など、経験豊富な執筆陣により症例を提示しながら解説。実際の外来で患者を目の前にした耳鼻咽喉科医が的確な診療を行うための必携の特集号。

☆ CONTENTS ☆

←詳しくはこちらを check！

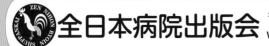 全日本病院出版会
〒113-0033 東京都文京区本郷 3-16-4　Tel：03-5689-5989
www.zenniti.com
Fax：03-5689-8030

MB ENT, 282：59-65, 2023

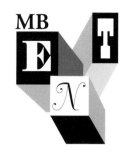

◆特集・顔面神経麻痺を治す

顔面神経麻痺のリハビリテーション

東　貴弘*

Abstract　末梢性顔面神経麻痺のリハビリテーションの目的は，病的共同運動や顔面拘縮などの後遺症の予防と治療である．急性期のリハビリテーションは，後遺症の発症リスクが高く，予防のためのリハビリテーションの適応を判断することから始まる．リハビリテーションの意義を理解してもらうために患者教育が重要である．随意運動の回復が不十分なこの時期はマッサージで顔面拘縮の予防に努める．回復期に実施するリハビリテーションは，病的共同運動の予防をバイオフィードバック療法で行う．顔面拘縮の予防は，急性期に引き続き表情筋のマッサージを行う．後遺症の進行が停止した生活期には，ボツリヌス毒素を併用したリハビリテーションを実施する．小児の顔面神経麻痺のリハビリテーションは，大人と異なり，病的共同運動が発症してから実施する．中枢の可塑性が高いため，ボツリヌス毒素を併用しなくても効果が得られることが多い．

Key words　顔面神経麻痺(facial palsy)，病的共同運動(facial synkinesis)，顔面拘縮(facial contracture)，リハビリテーション(rehabilitation)，バイオフィードバック(biofeedback)

はじめに

　顔面神経核より末梢で顔面神経が障害されると，顔面神経麻痺を発症し目が閉じられない，口角から水がこぼれるなどの麻痺症状がみられる．適切な初期治療を受けると，多くの症例で麻痺は回復するが，高度に神経が障害されると後遺症を発症し，麻痺そのものより，後遺症の不快感に苦しむ患者が多い．したがって，顔面神経麻痺の初期治療に続いて，後遺症の予防と治療を行うことが顔面神経麻痺のリハビリテーションの重要な役割である．

　末梢性顔面神経麻痺はその重症度によって，回復の経過が異なる．しかしながら，後遺症の発症と進行過程については，ほぼ同じような経過をたどる．一般的なリハビリテーション診療で用いられる急性期，回復期，生活期に準じて顔面神経麻痺リハビリテーションを区分するにあたり，後遺

症の発症までを急性期，後遺症の発症から進行が停止するまでを回復期，後遺症の進行が停止してからを生活期とすると理解しやすい．そこで本稿では，末梢性顔面神経麻痺の急性期，回復期，生活期にそれぞれ行うべきリハビリテーションについて解説する．

末梢性顔面神経麻痺の後遺症

　末梢性顔面神経麻痺の後遺症には病的共同運動，顔面拘縮，顔面痙攣，ワニの涙，アブミ骨筋性耳鳴などがあるが，頻度が高く不快な後遺症は病的共同運動と顔面拘縮である．顔面神経麻痺のリハビリテーションを行うには，これらの後遺症の病態を理解しておく必要がある．

1．顔面神経麻痺後の病的共同運動

　病的共同運動とは，ある表情運動を行おうとした時に意図しない別の表情筋が不随意に収縮して

＊　Azuma Takahiro，〒770-8503　徳島県徳島市蔵本町3-18-15　徳島大学大学院医歯薬学研究部
　　耳鼻咽喉科学，講師

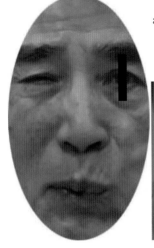
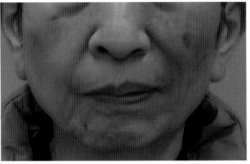

図 1.
顔面神経麻痺の後遺症
　a：病的共同運動が発症した
　　症例．ウーと口を動かした
　　ときに右瞼裂が狭小化して
　　いる
　b：顔面拘縮が発症した症
　　例．患側である左の鼻唇溝
　　が右と比較すると深くなっ
　　ている

しまう現象である．口運動時に目が不随意に閉じてしまう，閉瞼に伴って口角が不随意に動いてしまうなどの病的共同運動があり，これらの病態は，迷入再生に伴う表情筋の不随意な収縮であるといわれている[1]．たとえば，もともと口輪筋を支配していた顔面神経が，再生時に迷入し眼輪筋を過誤支配すると，口運動時の不随意な閉瞼の病的共同運動が発症する（図 1-a）．

2．顔面神経麻痺後の顔面拘縮

顔面拘縮とは，安静時の顔面の非対称である．患側の鼻唇溝が深くなり頬が高く盛り上がる，患側の瞼裂が狭小化する，などが代表的な顔面拘縮である．この病態は，表情筋の過剰収縮といわれている[2]．表情筋は他の骨格筋と異なり筋紡錘がほとんどない，そのため，過誤支配によって不随意な収縮が繰り返し起こってしまうと弛緩することができなくなる．たとえば，頬骨筋が過剰に収縮してしまうと，安静時に鼻唇溝が深くなる顔面拘縮が発症する（図 1-b）．

3．後遺症の発症予測

末梢性顔面神経麻痺の神経障害の程度は，electroneurography（ENoG）で評価し，ENoG 値から予後を予測することができる．ENoG 値 40％以上は神経変性が軽度なため予後が良好で後遺症もなく治癒するとされている．また，後遺症の一つである病的共同運動の発症リスクを ENoG 値から予測する検討で，ENoG 値 46.5％がカットオフ値であるとする報告もある[3]．つまり，実臨床では，

ENoG 値 40～50％未満の症例は病的共同運動が発症する可能性があることを認識しておく必要がある．

また，麻痺スコアの最低値である程度の予後を予測することも可能である．柳原 40 点法で，10 点以下の完全麻痺の症例は予後が悪く[4]，神経障害が高度で後遺症発症のリスクがあると考えられる．

まとめると，ENoG 値が 40～50％未満，完全麻痺の症例は後遺症発症のリスクがあると考える必要がある．

4．後遺症の出現時期

病的共同運動は ENoG 値にかかわらず，顔面神経麻痺発症の 3～5 か月後から出現するといわれている[5]．さらに顔面神経麻痺発症 1 年後まで進行する[6][7]．したがって，顔面神経麻痺のリハビリテーションは，急性期が顔面神経麻痺発症から 3 か月まで，回復期が 3 か月～1 年まで，生活期が 1 年以降として考える．

急性期のリハビリテーション

後遺症が出現する 3 か月までの急性期に実施するリハビリテーションは，後遺症の発症リスクがある症例を見極め，リハビリテーションの適応を判断することからはじまる．後遺症の発症リスクがあるのは，ENoG 値が 40～50％未満，完全麻痺の症例であり，これらの症例に後遺症の予防を目的としたリハビリテーションを指導する．

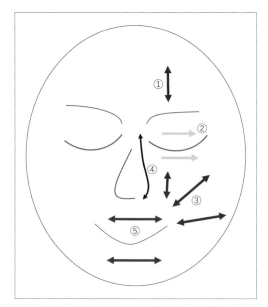

図 2. 表情筋の走行と伸長させる向き
① 前頭筋：頭尾側方向に伸長させる
② 眼輪筋：上下眼瞼付近を外側に伸長させる
③ 口唇挙筋・頬骨筋・笑筋：鼻唇溝から放射
　状に伸長させる
④ 上唇鼻翼挙筋：上白唇から外鼻の外側に
　沿って頭側に伸長させる
⑤ 口輪筋：両外側に向かって伸長させる

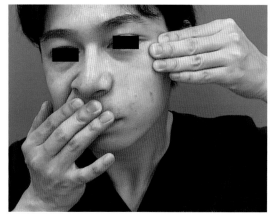

図 3. 頬骨筋のマッサージ
上白唇と頬骨の皮膚と軟部組織を押さえて，
左の頬骨筋を伸長させている

1．患者の教育
1）強力で粗大な随意運動の禁止

　急性期の症状は，目が閉じられない，口を動か
せないといった表情筋の麻痺である．この麻痺を
改善させるために，強力な随意運動を行おうと考
えるのは患者心理から考えると当たり前のことで
ある．しかし，麻痺がある状態で強力な随意運動
を行おうとすると，患側の様々な表情筋が同時に
収縮してしまう．その結果，迷入再生と過誤支配
を増悪させ，病的共同運動を強化してしまうこと
になる．したがって，強力で粗大な随意運動は行
うべきではないことを指導する．随意運動の回復
は，顔面神経の再生とともに回復してくることが
多いことを理解させる．

2）後遺症の症状や病態の理解

　顔面神経麻痺のリハビリテーションの主な目的
は後遺症の予防と治療である．しかし，急性期は
後遺症が出現するまでの期間であり，患者は後遺
症のことをイメージすることができない．そのた

め，目的が理解できないままリハビリテーション
を行うことになり，効果が十分得られない可能性
がある．したがって，出現する可能性がある後遺
症について，あらかじめ説明し，理解させること
が重要である．

2．表情筋の伸長マッサージ

　顔面拘縮の病態は，表情筋の過剰収縮である．
顔面拘縮を予防するために表情筋を弛緩させ，短
縮させないようにマッサージを行う[8]．そのため
には，表情筋の走行などを図で示し，理解させて
行うとなおよい（図 2）．具体的には，患側の顔面
全体の軟部組織を，円を描くように手の平や指で
動かすマッサージや，表情筋の走行を意識して伸
長させるマッサージを行う（図 3）．この時，皮膚
を損傷しないように皮膚の表面をこするのではな
く，皮膚と皮下組織を一緒に伸長させるイメージ
で行うことが望ましい．口腔内に健側の親指を挿
入し，皮膚側から他の指で挟み込むように頬部や
口周りの表情筋を伸長させる経口腔マッサージも
有効である．

3．上眼瞼挙筋を用いた開瞼

　閉瞼が作用である眼輪筋は開瞼が作用である上
眼瞼挙筋が拮抗筋となるので，眼輪筋を伸長させ
ることができる．上眼瞼挙筋は動眼神経により支
配されているので，強力に収縮させても表情筋の
病的共同運動を強化してしまう心配はない．ただ
し，開瞼するときに，前頭筋を同時に収縮させて

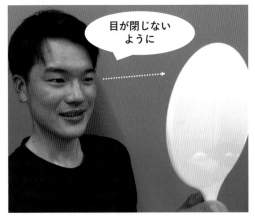

目が閉じない
ように

図 4. ミラーバイオフィードバック
口運動に伴う不随意な閉瞼の病的共同運動を
抑制することが目的である．鏡を見ながら，
閉瞼しないように3つの口運動「イー」と歯
をみせる，「ウー」と口をとがらせる，「プー」
と頬を膨らませる，を行う．必ず鏡を見るこ
と，目線はやや上向きにすること，口運動は
ゆっくり優しく行うことがポイントである．
口の随意運動の強化でないことを理解させる

しまうと，迷入再生と過誤支配を強化し病的共同
運動を増悪させるので前頭筋が収縮しないように
注意する．上眼瞼挙筋による開瞼を言葉で説明す
るのは難しいが，「白目を大きくする」「遠くのも
のをじっと見る」「目力をいれる」のような表現で
説明すると上手くできることが多い[9]．

回復期のリハビリテーション

回復期である顔面神経麻痺発症後3か月〜1年
にかけて行うリハビリテーションの目的は，後遺
症である病的共同運動と顔面拘縮の予防である．
後遺症が出現し始めるこの時期には，随意運動も
回復傾向であるために，マッサージだけでなく，
表情筋を動かすリハビリテーションが可能になる．

1．病的共同運動の予防
1）ミラーバイオフィードバック療法による
病的共同運動の予防

病的共同運動の中で，口運動時の不随意な閉瞼
は頻度が高く不快である．ミラーバイオフィー
ドバック療法は，この口運動時の不随意な閉瞼を予
防することができる[10]．具体的には，鏡を見なが
ら患側の目が閉じないように意識し，ウーと口を

とがらせる，イーと歯を見せる，プーと頬を膨ら
ませる3種類の口運動を行う（図4）．外来で指導
し，毎日30分自宅で行うように指示する．ミラー
バイオフィードバック療法を指導するうえで注意
する点は，必ず鏡を見ながら行うこと，速くて強
力な口運動は病的共同運動を増悪させるため，
ゆっくりとリラックスして行うことである．ま
た，口運動を強化することが目的と勘違いする患
者が珍しくなく，目的を正確に理解させるため
に，繰り返し説明する必要がある．

2）ミラーバイオフィードバック療法の開始
時期

病的共同運動は，顔面神経麻痺発症3か月後か
ら出現する．また，口運動時の不随意な閉瞼の病
的共同運動が出現する直前に，口運動時に下眼瞼
部の眼輪筋のわずかな収縮が前兆としてみられる
ことが多い．3か月頃からみられるこの前兆を見
逃さずに，病的共同運動の予防を目的としたミ
ラーバイオフィードバック療法を開始させる．

3）ミラーバイオフィードバック療法の効果

ENoG値0%で完全脱神経をきたした末梢性顔
面神経麻痺患者に対して，ミラーバイオフィード
バック療法で口運動時の不随意な閉瞼を予防し
た．病的共同運動の程度は瞼裂比を用いて評価し
た．瞼裂比とは口運動時における患側の瞼裂の上
下幅を健側の上下幅で除し，百分率で表示したも
のである．瞼裂比（%）が小さいほど，病的共同運
動の程度が強いことを意味する．顔面神経麻痺発
症10か月後の瞼裂比（%）は，ミラーバイオフィー
ドバック療法を行った群では行わなかった群と比
較して有意に大きく，病的共同運動の程度が軽度
であった[10]．

4）触覚フィードバックによる病的共同運動の
予防

口運動時の不随意な閉瞼だけでなく，閉瞼に伴
い口角が不随意に動く病的共同運動も目立つ．閉
瞼時であるため鏡などによる視覚のフィードバッ
クは使えない．そこで，指やテープなどによる触
覚フィードバックで病的共同運動を予防する．上

白唇から鼻唇溝にかけて指でそって触れ，口角が動かないように意識しながらゆっくりと閉瞼運動を行う（図5）．

2．顔面拘縮の予防

急性期に実施していたマッサージ，上眼瞼挙筋による開瞼運動を引き続き行う．

生活期のリハビリテーション

後遺症の進行が止まった麻痺発症1年以降に行うリハビリテーションの目的は後遺症の治療である．

1．病的共同運動の治療

軽度の病的共同運動は，回復期に実施したフィードバック療法で治療が可能である．しかし，高度な病的共同運動が存在すると，フィードバック療法自体を行うことができないためボツリヌス毒素の併用が必要となる．たとえば，高度な口運動時の不随意な閉瞼の病的共同運動に対して，ミラーバイオフィードバック療法を行おうとしても，わずかに口を動かすだけで閉瞼してしまうためにミラーバイオフィードバックが行えない．そこで，ボツリヌス毒素を病的共同運動が起こっている眼輪筋に注射し，病的共同運動を一時的に抑制する．その状態でミラーバイオフィードバック療法を行うボツリヌス毒素・ミラーバイオフィードバック併用療法が高度な病的共同運動に有効である[11]．閉瞼に伴って不随意に口角が動く病的共同運動に対しても同様にボツリヌス毒素を併用して触覚フィードバック療法を行う．

2．顔面拘縮の治療

急性期，回復期と継続してきた用手マッサージ，上眼瞼挙筋による開瞼運動を継続する．ボツリヌス毒素による治療も有効であるが[12]，詳細は他稿で解説されているので参考にしていただきたい．

3．顔面神経麻痺後遺症に対するリハビリテーション支援

顔面神経障害に対するリハビリテーションの社会的な支援の制度は残念ながら存在しない．しか

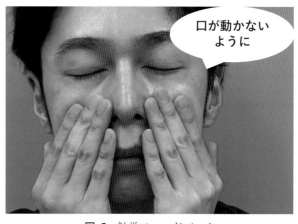

図 5. 触覚フィードバック
閉瞼に伴う口角の不随意な動きの病的共同運動を抑制することが目的である．上白唇から鼻唇溝にかけて，指でそっと触れながら，口角が動かないように意識して閉瞼する．用手的に口角を動かないようにすると勘違いする患者が多いのでフィードバックの意味を理解させる

し，近年顔面神経障害に対するメイクアップが注目されつつあり[13]メイクセラピー外来などが設置されている病院や，地域が限定されるが，資生堂のライフクオリティービューティーセンターなどで相談することができる．

小児の顔面神経麻痺に対するリハビリテーション

小児の末梢性顔面神経麻痺は予後良好といわれてきた．しかし，神経が高度に障害された症例では非治癒となり，後遺症が出現する症例が存在する[14)15)]．したがって，大人と同じく初期治療に続いて，後遺症の予防と治療を目的としたリハビリテーションを実施するべきである．

しかし，小児は成人と同じように病的共同運動の予防のためのリハビリテーションを行うことは難しい．出現していない病的共同運動を理解させることが難しいからである．したがって，必然的に病的共同運動が発症し，ある程度進行してから病的共同運動の治療を開始することになる．大人は高度な病的共同運動が発症するとバイオフィードバック療法のみでは効果が得られないためボツリヌス毒素の併用が必要だが，小児はミラーバイオフィードバック療法のみで効果が得られることが報告されている[16)17)]．バイオフィードバック療

法は中枢の可塑性によりその効果を得られている．つまり，小児は中枢の可塑性が高いためミラーバイオフィードバック療法のみで病的共同運動を治療できると考えられる．

小児の顔面神経麻痺に対するリハビリテーションの問題点は，表情運動の評価が難しいこと，リハビリテーションのモチベーションが低いことである．特に，乳幼児期では困難を極める．我々は，リハビリテーションのモチベーションを高めるために保護者も含めた集団でリハビリテーション指導し，その有効性を報告している[18]．同年代の小児が集まると，他人の真似をしてリハビリテーションが行えるようになる児が多い．表情運動の評価は，動画を撮影し繰り返し見ながら評価する工夫をしている．このように，小児のリハビリテーションの効果は高いが，工夫が必要である．

文 献

1) Crumley RL：Mechanisms of synkinesis. Laryngoscope, **89**：1847-1854, 1979.

2) Filipo R, Spahiu I, Covelli E, et al：Botulinum toxin in the treatment of facial synkinesis and hyperkinesis. Laryngoscope, **122**：266-270, 2012.

3) Azuma T, Nakamura K, Takahashi M, et al：Electroneurography in the acute stage of facial palsy as a predictive factor for the development of facial synkinesis sequela. Auris Nasus Larynx, **45**：728-731, 2018.
   Summary 病的共同運動の発症を ENoG 値で予測できることを報告した．病的共同運動の程度は瞼裂比を用いて評価し，病的共同運動の発症を予測する ENoG 値のカットオフ値は46.5%であった．

4) 濱田昌史, 小田桐恭子, 飯田政弘ほか：柳原40点法の再検討—麻痺初期における有用性について. Facial N Res Jpn, **29**：66-67, 2009.

5) Azuma T, Nakamura K, Takahashi M, et al：Electroneurography cannot predict when facial synkinesis develops in patients with facial palsy. J Med Invest, **67**：87-89, 2020.

6) 武市美香, 戸田直紀, 中村克彦ほか：眼裂比を用いた病的共同運動の評価. Facial N Res Jpn,

7) Fujiwara K, Furuta Y, Nakamaru Y, et al：Comparison of facial synkinesis at 6 and 12 months after the onset of peripheral facial nerve palsy. Auris Nasus Larynx, **42**：271-274, 2015.

8) 柏森良二, 三上真弘：顔面神経麻痺の理学療法による効果. Facial N Res Jpn, **28**：152-154, 2008.

9) 森嶋直人：病的共同運動と顔面拘縮について. MB ENT, **203**：29-35, 2017.

10) Nakamura K, Toda N, Sakamaki K, et al：Biofeedback rehabilitation for prevention of synkinesis after facial palsy. Otolaryngol Head Neck Surg, **128**：539-543, 2003.
    Summary 病的共同運動をミラーバイオフィードバック療法で予防できることを報告した．後遺症を予防するという概念の最初の論文である．

11) Azuma T, Nakamura K, Takahashi M, et al：Mirror biofeedback rehabilitation after administration of single-dose botulinum toxin for treatment of facial synkinesis. Otolaryngol Head Neck Surg, **146**：40-45, 2012.
    Summary 病的共同運動に対する治療法として，ボツリヌス毒素を併用したミラーバイオフィードバック療法が有効であると報告した．

12) Azuma T, Fuchigami T, Nakamura K, et al：New method to evaluate sequelae of static facial asymmetry in patients with facial palsy using three-dimensional scanning analysis. Auris Nasus Larynx, **49**：755-761, 2020.

13) 萩森伸一：難治性の顔面神経麻痺の治療 私の工夫. MB ENT, **203**：62-69, 2017.

14) 飯塚 崇, 古川正幸, 池田勝久：乳児 Bell 麻痺の1例. Facial N Res Jpn, **28**：187-189, 2008.

15) 馬場信太郎, 中屋宗雄：小児の後天性顔面神経麻痺非治癒症例についての検討. Facial N Res Jpn, **40**：195-196, 2020.
    Summary 小児の Bell 麻痺と Hunt 症候群の25例中12例で非治癒であった．小児病院の特性上，重症例が集まっているとはいえ，予後良好とされる小児顔面神経麻痺も後遺症を発症する症例が少なくないことを報告している．

16) 髙橋美香, 東 貴弘, 三好仁美ほか：低年齢発症の小児顔面神経麻痺の診察と病的共同運動に対するリハビリテーション指導. Facial N Res

24：227-119, 2004.

Jpn, **40**：173-175, 2020.

Summary　小児に発症した病的共同運動をボ
ツリヌス毒素の投与は行わず，ミラーバイオ
フィードバック療法のみで治療できたという報
告.

17）Baba S, Kondo K, Yoshitomi A, et al：Efficacy
of Mirror Biofeedback Rehabilitation on Synki-
nesis in Acute Stage Facial Palsy in Children.
Otol Neurotol, **42**：e936-e941, 2021.

18）高橋美香，三好仁美，東　貴弘ほか：小児の顔
面神経麻痺後の病的共同運動に対する治療―集
団リハビリテーションによるミラーバイオ
フィードバック療法の治療効果―. Facial N
Res Jpn, **37**：16-18, 2017.

MB ENT, 282：67-78, 2023

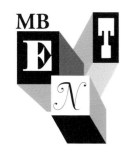

◆特集・顔面神経麻痺を治す

顔面神経麻痺の再建手術による治療

林　礼人*

Abstract　顔面神経麻痺に対する形成外科的な再建術には多種多様な術式が存在するが，静止時における形態改善を促す静的再建術と主に頬部の動きを再建する動的再建術の大きく2つに分類される．

静的再建術は，眼瞼周囲の再建を中心に，下口唇部にも頻用され，筋膜や軟骨といった移植材料を用いることが多い．主な適応となる眼瞼部においては，下眼瞼部の治療をまず検討し，そのうえで眉毛や上眼瞼への治療を考慮している．

動的再建術は，「笑いの再建」ともいわれ，麻痺期間や経過予後によって手技が異なる．急性期〜亜急性期の症例には，神経移植術や神経移行術が適応されるが，神経移行術では，運動神経の特性を活かし，より選択的に複数運動神経の移行を行っている．陳旧例には，他部位からの遊離筋肉移植術や有茎筋肉移行術が適応されるが，各々の問題点を改善するよう遊離筋肉移植では複数運動神経を併用したり，側頭筋移行では口腔内切開による術式が考案されている．

Key words　顔面神経麻痺動的再建術(facial reanimation)，顔面神経麻痺静的再建術(facial paralysis static reconstruction)，神経移行術(nerve transfer)，神経移植(nerve graft)，遊離筋肉移植術(free muscle graft)，筋肉移行術(muscle transfer)

はじめに

顔面神経麻痺に対する形成外科的な再建術には，多種多様な術式が存在し，麻痺の状態や罹患期間，部位などによって，適応となる術式が異なる．再建手術は，静止時における形態改善を促す静的再建術と笑いの再建に代表される頬部の動きを再建する動的再建術の大きく2つに分類される[1]．

非治癒例または自然回復の見込めない非回復例に対する治療と考えられるが，近年では病的共同運動や顔面拘縮といった後遺症に対しても様々な外科的治療が行われ始めている．

現在，形成外科で一般的に行われている再建手術の概要や適応，考え方，留意点などについてまとめ，解説を行う．

形成外科的手術の分類

1. 顔面神経麻痺静的再建術(図1)

麻痺により生じた変形を矯正する手術で，静止時の顔面形態や左右対称性の改善を目的とする．眼瞼周囲の再建を中心に，自然回復の得られにくい下口唇部にも頻用される[1)2)]．

侵襲は比較的少なく，筋膜や軟骨といった移植材料を用いることが多い．術直後から改善が得られるものの，経時的な緩みを考え過矯正を行う場合もある．

部位別に多種多様な手技があり，麻痺性兎眼に対する静的再建術は急性期から積極的に手術を行う場合もある．また，動的再建の困難な高齢者などでは，頬部にも静的再建の適応を検討する．

* Hayashi Ayato, 〒236-0004 神奈川県横浜市金沢区福浦3-9　横浜市立大学医学部形成外科学講座，主任教授

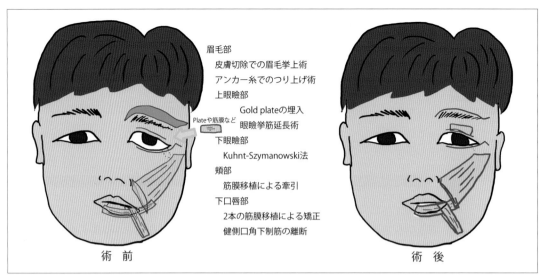

眉毛部
　皮膚切除での眉毛挙上術
　アンカー糸でのつり上げ術
上眼瞼部
　　　　　Gold plateの埋入
　眼瞼挙筋延長術
下眼瞼部
　　　Kuhnt-Szymanowski法
頬部
　筋膜移植による牽引
下口唇部
　2本の筋膜移植による矯正
　健側口角下制筋の離断

Plateや筋膜など

術　前　　　　　　　　　　術　後

図 1. 顔面神経麻痺に対する静的再建術
（文献 1 より転載）

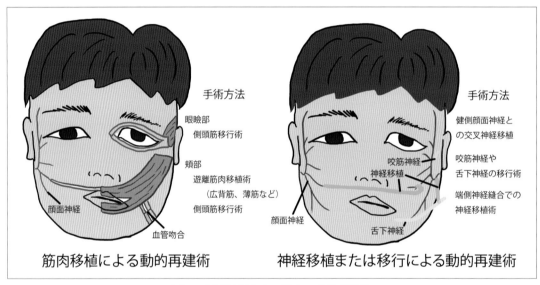

手術方法

眼瞼部
　側頭筋移行術

頬部
　遊離筋肉移植術
　　（広背筋、薄筋など）
　側頭筋移行術

顔面神経

血管吻合

筋肉移植による動的再建術

手術方法

健側顔面神経と
の交叉神経移植

咬筋神経や
舌下神経の移行術

端側神経縫合での
神経移植術

咬筋神経
神経移植

顔面神経

舌下神経

神経移植または移行による動的再建術

図 2. 顔面神経麻痺に対する動的再建術
（文献 1 より転載）

2．顔面神経麻痺動的再建術（図 2）

顔面表情筋の動きを再建する手技で，顔面の表情においてもっとも重要な頬部の動き（笑顔，笑い）を再建する．「笑いの再建」ともいわれ，麻痺期間や経過予後によって手技が大きく異なる．

急性期〜亜急性期（麻痺後 1〜2 年以内）の症例には，神経移植術や神経移行術が適応される．患側顔面神経を介した再生で，元来存在する顔面表情筋を動かす手技になるが，どのように顔面表情筋を動かすかを神経移植・移行や神経縫合手技の特徴を踏まえ検討する[1]．

陳旧例（麻痺後 2 年以降）には，他部位からの遊離筋肉移植術や有茎筋肉移行術が適応される．どのような筋肉を移植して顔面を動かすかといった移植筋の選択や移植して作用させるべき位置，遊離筋肉移植なら筋肉を動かす力源となる神経の選択などについて，患者の年齢や麻痺程度，動きの獲得までに要する期間などを総合的に考慮し検討する[1]．

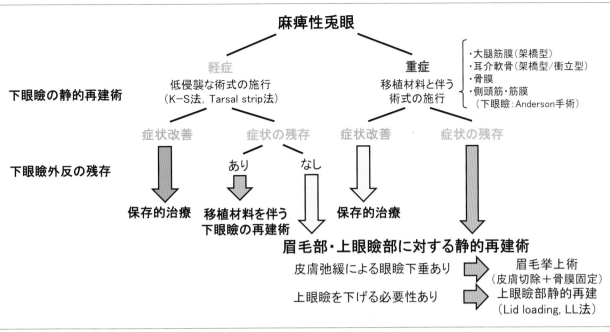

図 3. 眼瞼周囲に対する陳旧例の治療アルゴリズム
整容面と機能面の双方を考えた治療を検討（K-S 法：Kuhnt-Szymanowski 法，LL 法：levator lengthening 法）
（文献 3 より改変・転載）

表 1. 眼瞼部静的再建術の術式選択

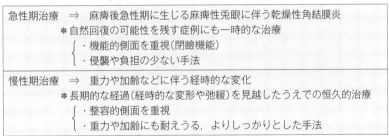

急性期治療 ⇒ 麻痺後急性期に生じる麻痺性兎眼に伴う乾燥性角結膜炎
＊自然回復の可能性を残す症例にも一時的な治療
・機能的側面を重視（閉瞼機能） ・侵襲や負担の少ない手法
慢性期治療 ⇒ 重力や加齢などに伴う経時的な変化
＊長期的な経過（経時的な変形や弛緩）を見越したうえでの恒久的治療
・整容的側面を重視 ・重力や加齢にも耐えうる，よりしっかりとした手法

（文献 3 より転載）

顔面神経麻痺静的再建術

1．眼瞼周囲に対する静的再建術（図 3）

　顔面神経麻痺における眼瞼周囲の再建は，麻痺性兎眼に伴う乾燥性角結膜炎に対する急性期治療と重力や加齢などに伴う経時的な変化に対する慢性期治療の 2 つの側面を持ち合わせている[3)4)]．（表 1）．一時的な急性期治療ならば，侵襲や負担の少ない手法で機能的側面を重視する必要があり，自然回復の可能性がある場合には，テーピングといった非手術的療法で対応することを基本にする[3)]（図 4）．慢性期治療として行う場合には，整容的側面や恒久的な効果を踏まえ下眼瞼の外反（弛緩）と下垂に分け手法を選択していく．外反の

修正が必要な場合には，瞼板の楔状切除による短縮を伴う Kuhnt-Szymanowski 法の適応を検討し，下垂の修正が必要な場合には，下眼瞼縁の引き上げ効果を有する大腿筋膜や耳介軟骨といった移植材料による吊り上げを行う[5)~7)]（図 4）．

　下眼瞼の修正に加え，眉毛そして上眼瞼への再建が必要と考えられる場合には，その施行を検討する．急性期における眉毛挙上は麻痺性兎眼の増悪を招く可能性があるため避け，慢性期での施行としている．眉毛下垂による皮膚弛緩並びに閉瞼不全の程度が一つの目安になり，眉毛上の皮膚切除と骨膜への眉毛固定が一般的だが（図 5），若年者では眉毛上に瘢痕が残存しないような工夫も検討している[8)]．上眼瞼に対する静的再建は，ゴー

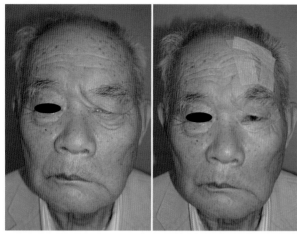

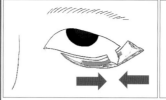
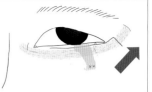

図 4. a | b | c | d

下眼瞼に対する静的再建術施行例
- a，b：急性期例に対するテーピングによる矯正（a：施行前，b：施行後）
- c：瞼板の楔状切除・短縮を伴う Kuhnt-Szymanowski 法（紫：瞼板）
- d：大腿筋膜（架橋型）や耳介軟骨（衝立型）移植による吊り上げ術（青：大腿筋膜，黄色：耳介軟骨）

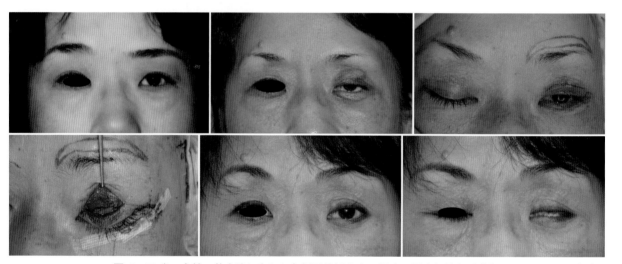

図 5. 54 歳，女性．幼少時に生じた左顔面神経麻痺に対する眼瞼部静的再建術　a | b | c
　d | e | f

- a：41 歳での初診時
- b：54 歳での再診時所見．埋入後 13 年が経過し，眼瞼の下垂傾向を認め，ゴールドプレートの形態が外観上顕著となっていた
- c：手術時デザイン．皮膚切除＋骨膜固定による眉毛挙上術，LL 法，K-S 法を施行．臥位での兎眼を認める
- d：術中所見．下眼瞼への K-S 法を施行後に上眼瞼に対する LL 法を施行（7×20 mm の耳介軟骨を移植）
- e：術後 1 年 3 か月の開瞼時．眼瞼形態の改善を認める
- f：術後 1 年 3 か月の閉瞼時．完全閉瞼には至らず，2 mm の開瞼幅の残存を認めるが，乾燥性角結膜炎症状は認めない（LL 法：levator lengthening 法，K-S 法：Kuhnt-Szymanowski 法）

（文献 7 より転載）

ルドプレートなどによる lid loading が海外では第一選択となっているが[9]，本邦では保険適用外のため使用が難しい．また，長期的に露出したり外観上目立つようになることも多く，摘出が必要になるなど合併症の確率も高い（図 5）[2)7)10]．そのため，挙筋腱膜を延長し眼瞼を下垂気味にする levator lengthening 法を適応することもしばしばで，

耳介軟骨を用いて瞼板をやや押し下げる手法を考案している[11)12]（図 5）．

2．頬部・下口唇部に対する静的再建術

　頬部の静的再建術については，笑いの再建がもっとも重要な治療目的であることを考えると，筋肉移植や神経移行による動的再建術に対する補助的な意味合いが強い．動的再建の適応外であっ

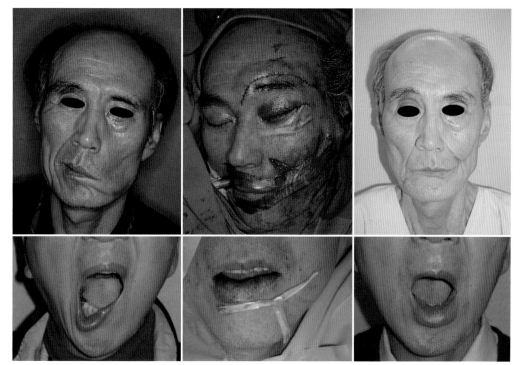

a-① | a-② | a-③
b-① | b-② | b-③

図 6. 頬部・下口唇部に対する静的再建施行例

a-①：術前所見. 58歳, 男性. 左顔面神経麻痺に伴う麻痺性兎眼と著しい頬部・口角部の偏位を認める

②：手術施行時. 筋膜吊り上げ術による頬部再建, 眉毛挙上術, ゴールドプレートによる lid loading, K-S 法による下眼瞼修正を施行

③：術後15年の静止時所見. 頬部の形態は長期的に保たれている

b-①：術前所見. 62歳, 男性. 左口角下制筋麻痺に伴う下口唇の偏位を認める

②：術中所見. 2本の筋膜をT字状に移植し, 偏位を矯正する

③：術後1年の開口時所見 開口時の下口唇形態の改善を認める

（文献3より転載）

たり, 大きな侵襲を望まない高齢者, さらに動的再建術後の修正目的に施行されることが多く, 筋膜や糸による吊り上げ術が主となる(図6).

一方, 下口唇部については, 動的再建による改善が難しく, 静的再建が重要な意味合いを有する. 下口唇の対称性改善が口唇部形態や表情の改善に与える影響は大きく, 患側の下口唇を外側へ牽引し健側の形態に近づける手法と健側の表情筋を麻痺させて麻痺側に近づける手法の大きく2つの術式に分けられる[13][14].

自然回復の可能性のある症例には, 健側を麻痺させる手法としてボツリヌス毒素の投与が有用で[15], 自然回復を望めないと判断できた段階で静的再建術の施行を検討する.

術式については, 健側口角下制筋切除による健側麻痺の手法が海外では一般的だが[15], あくまで麻痺側を治療して欲しいという患者心理や健側を麻痺させることへの理解の難しさなどから, 麻痺側を健側に近づける手法を選択することも多い[13]. その術式には Udagawa ら, および Yamamoto らの報告した2本の筋膜移植による double fascia graft 法が有用である[16][17](図6). 低侵襲かつ簡便で, 動的再建術との組み合わせも可能だが, その効果は開口時の形態改善に留まる(図6).

顔面神経麻痺動的再建術

1. 神経縫合・神経移植術(図7)

外傷や耳下腺腫瘍の切除後などに生じた顔面神

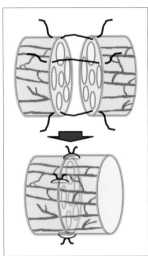
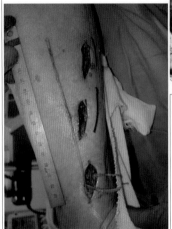
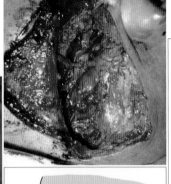
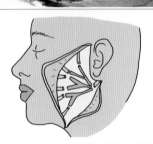
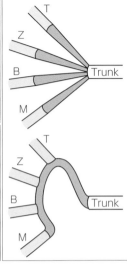

図 7. 神経縫合・神経移植術　　　　　　　　　　　　　　a｜b｜c｜d

a：神経上膜縫合．神経上膜のみに糸をかける方法で，神経上膜表面の血管走行や断端の
　funicular pattern を目安に縫合する（文献 19 より）
b：神経採取部．移植神経として腓腹神経をよく利用する
c：耳下腺全摘後の顔面神経欠損に対する cable graft
d：cable graft（上）と loop graft（下）

経損傷・欠損には，神経縫合または神経移植術で
の再建が行われる．外傷による断裂の場合，神経
断裂後 2 日以内であれば，損傷部遠位端への電気
刺激により筋収縮が得られるため，挫傷後翌日な
ど可及的速やかな手術を検討する[18]．神経縫合は
神経上膜縫合により行うが（図7-a）[19]，1 cm 以上
の顔面神経欠損を生じるなど縫合時の緊張が明ら
かな場合（8-0 nylon による縫合で無理なく断端が
接しない場合），神経移植術を適応する[20]．移植神
経には，腓腹神経や大耳介神経といった知覚神経
を通常用いるが（図7-b），1～2 cm とごく僅かな
小欠損には人工神経も近年利用されている．

　顔面神経本幹に対し，複数の末梢枝が欠損する
場合には，複数の神経を束ねて cable graft の形態
で移植することが一般的である（図7-c）．しかし，
本幹に複数の移植神経を重ねて縫合する手技は煩
雑で，縫合面も複雑になり効率的とはいえない．
また，腫瘍切除後に下顎骨が露出するなど，移植
神経の母床組織に良好な血流が見込めない場合，
移植母床に対する再建も考慮する．本幹縫合時の

効率化並びに不良な移植母床回避の目的で，端側
神経縫合の考え方を利用したループ型神経移植と
いった手法も考案されている（図7-d）[21][22]．

　神経欠損の状況に応じ，神経の移植法を検討
し，確実な再建を施行する．

2．神経移行術（図8）

　患側顔面神経からの軸索再生が望めない，また
は不十分である場合，患側顔面神経に代わる新た
な運動神経（motor source）を直接または移植神経
を介して顔面神経に移行し，顔面表情筋の動きを
再建する．一般的に麻痺後 2 年以内に適応とされ
るが，良好な動きの獲得には，麻痺後 1 年以内と
可及的速やかな再建が望ましい．以前は顔面神経
本幹を切断のうえ，単一の motor source を移行し
ていたが[23]，donor 神経の機能障害を軽減した
り[24][25]（図 8-a），顔面神経本幹を温存して自然回
復の可能性を残す工夫が考案され[26]，自身でもそ
うした手法を取り入れている．また，端側神経縫
合法を流出型・流入型と様々な形態で用いること
も多く[27]，複数の motor source による再建が近年

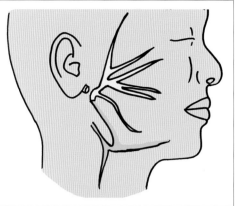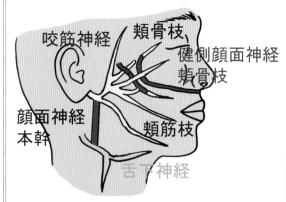

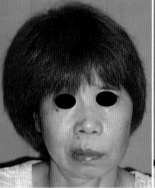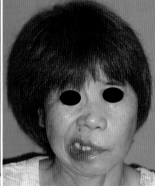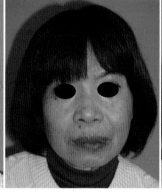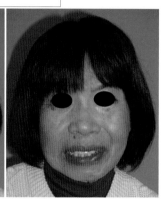

咬筋神経　頬骨枝
健側顔面神経
頬骨枝
顔面神経本幹　頬筋枝
舌下神経

a	b
c	d

c | e
f

図 8. 舌下神経縦二分割移行術と複数の運動神経を利用した選択的神経移行術
　a：舌下神経縦二分割移行術のシェーマ
　b：様々な motor source を利用した選択的神経移行術．頬骨枝を健側頬骨枝との交叉神経
　　　移植で再建し，口周囲への頬筋枝を咬筋神経移行で再建．顔面神経本幹への舌下神経移行
　　　を移植神経を介し端側神経縫合を用いて施行（クロスリンク手術）
　c〜f：55 歳，女性．聴神経腫瘍切除後左完全麻痺に対する複数運動神経を用いた選択的
　　　神経移行術例
　c：術前静止時
　d：術前笑顔時
　e：術後 2 年 7 か月．静止時
　f：術後 2 年 7 か月．笑顔時．良好な結果が得られている

一般的になってきている[26)28)]（図 8-b）.

　使用される主な motor source には，舌下神経，健側顔面神経，咬筋神経などが挙げられ，各々の神経の作用には異なる特徴を有する．

　舌下神経移行術では，比較的安定した表情筋の筋緊張と動きの回復を認め，静止時の形態改善も得られる[25)]．端側神経縫合を用いた再建も可能で[24)]，付加的な使用も可能だが[29)]，良好な動きの獲得には十分なリハビリテーションが必要になる．

　健側顔面神経を動力源とする顔面交叉神経移行術は，長い移植神経を要することから軸索再生に長期を要し，再生軸索数も限られるため，十分な表情筋回復を得ることが難しいとされる[30)]．麻痺後 3 か月以内の早期に行うか，遊離筋肉移植を行う際の手技として利用されることが多い[26)]．

　咬筋神経移行術は，咬筋神経が多くの軸索を有し信号強度も強いことから，良好な筋収縮が早期から得られ，近年注目されてきた[31)]．咬むことで動きを生じるためリハビリテーションも行いやすいが，動きが速くて強力であるため，やや不自然な動きになることもある[29)]．ただし，力を弛めると弛緩してしまうため，表情筋の持続的な緊張は保たれず，静止時形態の改善は得られにくいなど，課題も明らかになってきている[32)]．

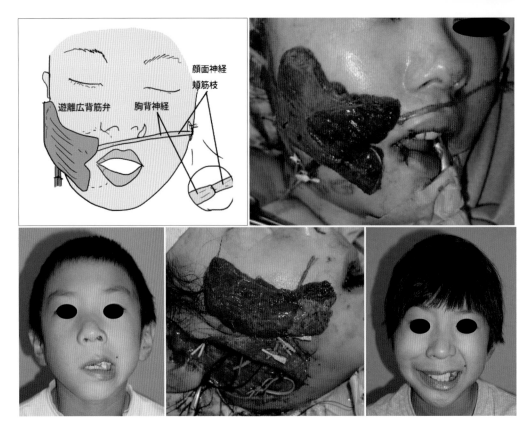

図 9. 遊離筋肉移植による動的再建

a｜b
c｜d｜e

a：遊離広背筋弁移植による一期再建のシェーマ
b：遊離広背筋弁移植による一期再建の術中所見．健側の顔面神経頬筋枝に移植
　筋弁の神経を縫合する
c～e：7歳，男児．外傷後の右顔面神経完全麻痺に対する遊離薄筋弁移植例
c：術前笑顔時
d：術中所見．薄筋弁の運動神経は短く，健側顔面神経頬筋枝と交叉神経移植を
　行ったうえで移植する．本症例では閉鎖神経の一部を咬筋神経にも縫合している
e：術後1年6か月．笑顔時．良好な移植筋の収縮で口角挙上が得られている

神経移行術は，麻痺後の施行時期も結果に大きな影響を与えるが，可及的速やかに各々の運動神経の特性を活かした表情筋選択的な神経移行を行うことで，よりよい結果が得られるのではないかと考えている（図8）

3．遊離筋肉移植術（図9）

陳旧例（麻痺後2年以降）に対する代表的な動的再建術となり，1976年にHariiらが世界に先駆けて遊離薄筋移植による笑いの再建を報告し[33]，世界の形成外科におけるマイクロサージャリーの原点になった．移植筋として薄筋，広背筋に加え[33][34]，前鋸筋[35]や小胸筋[36]，大腿二頭筋[37]などの報告がある．健側顔面神経の頬筋枝をmotor sourceとすることで，自然な笑い（spontaneous smile）の獲得が可能となり，良好な結果が得られれば理想的な動的再建法といえる（図9）．Hariiらは健側顔面神経との一期再建が可能な遊離広背筋弁を用いた再建を発展させたが[38]，欧米では骨格筋の収縮力を活かした遊離薄筋移植を用いた二期再建が主流になっている[39]（図9）．近年では良好な動きが安定して得られるように，咬筋神経も加えた複数motor sourceでの再建としたり[40]，表情筋の動きに近づけられるように分割した筋肉で多方向のベクトルに牽引するなど，様々な工夫が行われている．

4．筋肉移行術（図10）

陳旧例に対し歴史的に古くから施行されてきた術式で，咬筋や側頭筋など顔面周囲に存在する局

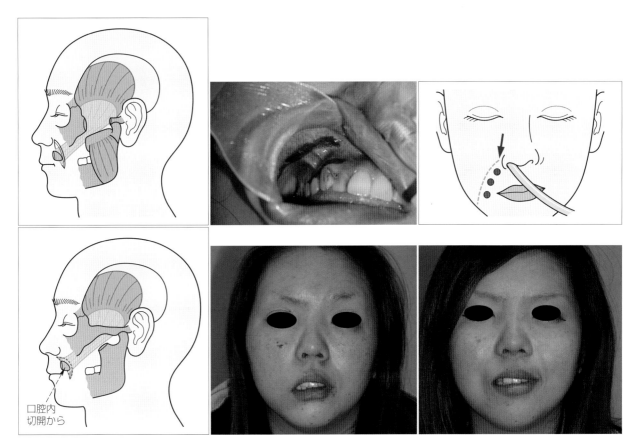

a b c
d e f

図 10. 側頭筋移行の一つとなる lengthening temporalis myoplasty（LTM）法

a：原法のシェーマ．頬骨弓を外したうえで筋突起を離断し，付着した側頭筋腱膜を鼻唇溝部に移行する．口腔内切開による LTM 法

b：口腔内切開のデザイン

c：口腔内切開部のシェーマ．牽引ポイント（紫円）より外側を切開していく（矢印部）

d：口腔内切開法のシェーマ

e・f：26 歳，女性．右陳旧性顔面神経麻痺に対する口腔内切開による LTM 法

e：術前所見

f：術後半年．露出部に瘢痕を残さず良好な笑顔の再建が得られている

所的な筋肉を利用した手法である[41]．得られる口角の挙上運動は限定的であったが，Labbe は側頭筋腱膜を鼻唇溝部に直接移行する lengthening temporalis myoplasty 法を考案し[42]，より良好な口角挙上を可能にした（図 10-a）[43]．遊離筋肉移植術に比べて，手術時間が短い，術後 3 か月程度と早期に安定して筋肉の収縮がみられる，頬部に膨隆を生じず術直後から静的再建術としても作用するなど様々な利点を有し，高齢者への施行も可能である[44]．しかし，側頭筋の動きは三叉神経由来になるため，自然な笑いの再建という点において健側顔面神経を motor source とする遊離筋肉移植のほうが優るとされる[45]．原法では頬骨弓の離

断を要し，鼻唇溝切開でのアプローチとなっていたが，頬骨弓の温存に加え[44][46]，鼻唇溝切開を回避する手法の考案も行われている（図 10）[47][48]．筆者らは口腔内切開による手法を考案し，より良好な結果を得るとともに若年層にもその適応を拡げている（図 10）[48]．口腔内切開による手法では，顔面露出部にほとんど創部を残さないため[48]，動きを有する不全麻痺例に対しても，術中の微細な形態調整を行うなど，術式の特性を活かし，良好な再建結果を得ている（図 10）．

　今後さらに症例を重ね，特性を活かした適応症例の選定や治療アルゴリズムを確立していけたらと考えている．

まとめ

顔面神経麻痺に対する形成外科的な再建術には多種多様な術式が存在するが，患者の年齢や麻痺程度，動きの獲得までに要する期間などを総合的に考慮し検討する．近年では病的共同運動や顔面拘縮といった後遺症に対しても様々な外科的治療が行われ始めているが，形成外科における再建手術の考え方や基本手技に関して理解を深めることで，よりよい顔面神経麻痺診療の発展につなげていければと考える．

参考文献

1) 林　礼人：顔面神経麻痺の原因と治療法．百束比古（編）：**160**，アトラス形成外科手術手技．中外医学社，2011．
2) 吉澤秀和，林　礼人，名取悠平ほか：当科における過去15年間の顔面神経麻痺静的再建術の変遷．日形会誌，**34**(4)：252-259，2014．
3) 林　礼人，吉澤秀和：顔面神経麻痺に対する静的再建術の治療アルゴリズム．日頭頸顔会誌，**34**(1)：1-8，2018．
4) 多久嶋亮彦，波利井清紀：顔面神経麻痺における眼瞼再建．PEPARS, **43**：57-63，2010．
5) 田中一郎：二つ折り二重重ねの大腿筋膜移植による，顔面神経完全麻痺の重度下眼瞼外反・兎眼に対する矯正術．Facial N Res Jpn, **32**：150-152，2012．
6) 田中一郎，中島龍夫：麻痺性兎眼に対する耳介軟骨移植術による治療　耳甲介軟骨移植と対耳輪軟骨移植の比較．Facial N Res Jpn, **28**：110-113，2009．
7) 林　礼人：静的再建術（陳旧例）　麻痺性兎眼に対する静的再建術　上眼瞼 Levator lengthening 法を中心に．PEPARS, **92**：37-45，2014．
8) 上田和毅：顔面神経麻痺・痙攣　前頭部（眉毛下垂）→〔眉毛挙上〕．形成外科，**58**(増刊)：S76-S82，2015．
9) Henstrom DK, Lindsay RW, Cheney ML, et al：Surgical treatment of the periocular complex and improvement of quality of life in patients with facial paralysis. Arch Facial Plast Surg, **13**(2)：125-128, 2011.
10) Ueda K, Harii K, Yamada A, et al：A compari-son of temporal muscle transfer and lid loading in the treatment of paralytic lagophthalmos. Scand J Plast Reconstr Surg Hand Surg, **29**(1)：45-49, 1995.
11) Hayashi A, Yoshizawa H, Natori Y, et al：Levator lengthening technique using cartilage or fascia graft for paralytic lagophthalmos in facial paralysis. J Plast Reconstr Aesthet Surg, **69**(5)：679-686, 2016.
12) 林　礼人，名取悠平，吉澤秀和ほか：麻痺性兎眼に対する軟骨移植による levator lengthening 法．形成外科，**57**(5)：489-496，2014．
13) 林　礼人，名取悠平，吉澤秀和ほか：下口唇変形に対する治療法とその問題点について　患者への術後アンケートから．Facial N Res Jpn, **32**：91-93，2012．
14) Hayashi A, Yoshizawa H, Natori Y, et al：Assessment of T-shape double fascia graft for lower lip deformity from facial paralysis：A questionnaire survey. J Plast Reconstr Aesthet Surg, **69**(3)：427-435, 2016.
15) Lindsay RW, Edwards C, Smitson C, et al：A systematic algorithm for the management of lower lip asymmetry. Am J Otolaryngol, **32**(1)：1-7, 2011.
16) Udagawa A, Arikawa K, Shimizu S, et al：A simple reconstruction for congenital unilateral lower lip palsy. Plast Reconstr Surg, **120**(1)：238-244, 2007.
17) Yamamoto Y, Furukawa H：Double fascia graft for marginal mandibular branch palsy and facial-hypoglossal network system for facial palsy due to cranial tumor or viral infection. Facial Nerve Res, **27**：199-202, 2007.
18) Kato H, Minami A, Kobayashi M, et al：Functional results of low median and ulnar nerve repair with intraneural fascicular dissection and electrical fascicular orientation. J Hand Surg Am, **23**(3)：471-482, 1998.
19) 林　礼人：臨床に役立つ神経再生・修復の基礎．PEPARS, **172**：1-13，2021．
20) 上田和毅：神経修復に関わる手術手技　神経移植　遊離神経移植．PEPARS, **78**：33-39，2013．
21) Kakibuchi M, Tuji K, Fukuda K, et al：End-to-side nerve graft for facial nerve reconstruction. Ann Plast Surg, **53**(5)：496-500, 2004.
22) Matsuda K, Kakibuchi M, Sotsuka Y, et al：

End-to-side "loop" graft for total facial nerve reconstruction：Over 10 years experience. J Plast Reconstr Aesthet Surg, **68**(8)：1054-1063, 2015.

23）Conley J, Baker DC：Hypoglossal-facial nerve anastomosis for reinnervation of the paralyzed face. Plast Reconstr Surg, **63**(1)：63-72, 1979.

24）May M, Sobol SM, Mester SJ：Hypoglossal-facial nerve interpositional-jump graft for facial reanimation without tongue atrophy. Otolaryngol Head Neck Surg, **104**(6)：818-825, 1991.

25）Hayashi A, Nishida M, Seno H, et al：Hemihypoglossal nerve transfer for acute facial paralysis. J Neurosurg, **118**(1)：160-166, 2013.

26）Ueda K, Akiyoshi K, Suzuki Y, et al：Combination of hypoglossal-facial nerve jump graft by end-to-side neurorrhaphy and cross-face nerve graft for the treatment of facial paralysis. J Reconstr Microsurg, **23**(4)：181-187, 2007.

27）林 礼人, 山本有平, 垣淵正男ほか：顔面神経麻痺再建法における定義ならびに呼称 Fukushima 提言. 日形会誌, **34**(11)：783-796, 2014.

28）Yamamoto Y, Sekido M, Furukawa H, et al：Surgical rehabilitation of reversible facial palsy：facial--hypoglossal network system based on neural signal augmentation/neural supercharge concept. J Plast Reconstr Aesthet Surg, **60**(3)：223-231, 2007.

29）林 礼人, 名取悠平, 吉澤秀和ほか：顔面神経麻痺再建における咬筋神経と舌下神経併用例の検討. Facial N Res Jpn, **34**：129-132, 2014.

30）Scaramella LF：Cross-face facial nerve anastomosis：historical notes. Ear Nose Throat J, **75**(6)：343, 347-352, 354, 1996.

31）Klebuc MJ：Facial reanimation using the masseter-to-facial nerve transfer. Plast Reconstr Surg, **127**(5)：1909-1915, 2011.

32）Chen G, Wang W, Wang W, et al：Symmetry Restoration at Rest after Masseter-to-Facial Nerve Transfer：Is It as Efficient as Smile Reanimation? Plast Reconstr Surg, **140**(4)：793-801, 2017.

33）Harii K, Ohmori K, Torii S：Free gracilis muscle transplantation, with microneurovascular anastomoses for the treatment of facial paralysis. A preliminary report. Plast Reconstr Surg, **57**(2)：133-143, 1976.

34）Harii K, Asato H, Yoshimura K, et al：One-stage transfer of the latissimus dorsi muscle for reanimation of a paralyzed face：a new alternative. Plast Reconstr Surg, **102**(4)：941-951, 1998.

35）田中一郎：私の手術と合併症回避のコツ（第55回） 陳旧性顔面神経麻痺に対する薄層前鋸筋移植による機能的表情再建. 形成外科, **54**(7)：787-796, 2011.

36）Terzis JK：Pectoralis minor：a unique muscle for correction of facial palsy. Plast Reconstr Surg, **83**(5)：767-776, 1989.

37）Hayashi A, Maruyama Y：Neurovascularized free short head of the biceps femoris muscle transfer for one-stage reanimation of facial paralysis. Plast Reconstr Surg, **115**(2)：394-405, 2005.

38）Takushima A, Harii K, Asato H, et al：Fifteen-year survey of one-stage latissimus dorsi muscle transfer for treatment of longstanding facial paralysis. J Plast Reconstr Aesthet Surg, **66**(1)：29-36, 2013.

39）Roy M, Corkum JP, Shah PS, et al：Effectiveness and safety of the use of gracilis muscle for dynamic smile restoration in facial paralysis：A systematic review and meta-analysis. J Plast Reconstr Aesthet Surg, **72**(8)：1254-1264, 2019.

40）Klebuc MJ, Xue AS, Doval AF：Dual Innervation of Free Functional Muscle Flaps in Facial Paralysis. Facial Plast Surg Clin North Am, **29**(3)：431-438, 2021.

41）Gillies H：Experiences with Fascia Lata Grafts in the Operative Treatment of Facial Paralysis：(Section of Otology and Section of Laryngology). Proc R Soc Med, **27**(10)：1372-1382, 1934.

42）Labbe D：Lengthening of temporalis myoplasty and reanimation of lips. Technical notes. Ann Chir Plast Esthet, **42**(1)：44-47, 1997.

43）Labbe D, Huault M：Lengthening temporalis myoplasty and lip reanimation. Plast Reconstr Surg, **105**(4)：1289-1297, 2000.

44）Hayashi A, Labbe D, Natori Y, et al：Experience and anatomical study of modified lengthening temporalis myoplasty for established facial paralysis. J Plast Reconstr Aesthet Surg, **68**(1)：63-70, 2015.

45) Hembd A, Harrison B, Rocha CSM, et al：Facial Reanimation in the Seventh and Eighth Decades of Life. Plast Reconstr Surg, **141**(5)：1239-1251, 2018.

46) Labbe D：Lenghtening temporalis myoplasty V. 2. and lip reanimation. Ann Chir Plast Esthet, **54**(6)：571-576, 2009.

47) Oji T, Hayashi A, Ogino A, et al：Modified Lengthening Temporalis Myoplasty Involving an Extended Lazy-S Incision to Avoid Facial Scar Formation. J Craniofac Surg, **29**(3)：572-577, 2018.

48) Hayashi A, Natori Y, Suda S, et al：Modified Lengthening Temporalis Myoplasty Using an Intraoral Approach. J Craniofac Surg, **33**(3)：926-930, 2022.

MB ENT, 282 : 79-83, 2023

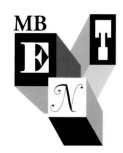

◆特集・顔面神経麻痺を治す

顔面神経麻痺の
ボツリヌス毒素による治療

田邉牧人*

Abstract 末梢性顔面神経麻痺は治癒率が約90％の予後良好な疾患であるが，高度麻痺や不適切な治療の場合に狭義の後遺症（以下，後遺症）である病的共同運動・顔面拘縮・ワニの涙・アブミ骨筋性耳鳴などが生じることがある．これら後遺症のうち病的共同運動や顔面拘縮に対してボツリヌス毒素治療を用いる．

ボツリヌス毒素はボツリヌス菌（Clostridium botulinum）が産生する神経毒素であり，ボツリヌス毒素治療はこの筋弛緩作用を利用した病的共同運動・顔面拘縮に対する治療である．このボツリヌス毒素を使用するためには所定の講習・実技セミナーを受講する必要がある．ボツリヌス毒素の効果は投与後数日で発現，2週間ほどでピークに達し3〜4か月持続したのち消退するため，根本治療ではなく対症療法であり反復投与が必要である．ボツリヌス毒素治療は麻痺発症後1年以降が望ましく，また治療の筋弛緩作用を考慮して残存麻痺が柳原法で30点以上まで回復しているほうが望ましい．

治療の前には，ごく軽い麻痺を作ることによって後遺症の症状を抑える治療であること，対症療法であって根本治療ではないこと，治療効果を高めるには治療の継続が必要であることなどを患者に理解・納得してもらうべきである．

顔面表情筋のうち病的共同運動を生じる筋，拘縮している筋にボツリヌス毒素を投与（注入）する．ボツリヌス毒素の投与量が多すぎると麻痺の症状が再び強くなり治療の継続に支障をきたすことがあるため注意を要する．

ボツリヌス毒素投与量の設定やボツリヌス毒素治療の効果判定には後遺症の程度を把握するための評価法が必要となり，一般的にはSunnybrook法が使われている．

Key words 顔面神経麻痺後遺症（sequelae of facial palsy），病的共同運動（pathological synkinesis），顔面拘縮（facial contracture），神経過誤支配（axonal misdirection），ボツリヌス毒素（botulinum toxin）

はじめに

顔面神経麻痺の後遺症に対して，近年ボツリヌス毒素を用いた治療が行われてきている．ここではそのボツリヌス毒素治療について紹介する．

顔面神経麻痺後遺症の病態

末梢性顔面神経麻痺は治癒率が約90％の予後良好な疾患である．しかし，麻痺が高度な場合や治療が適切でなかった場合に問題となる症状（広義の後遺症）として，治癒に至らなかった麻痺（以下，残存麻痺）や狭義の後遺症（以下，後遺症）である病的共同運動・顔面拘縮・ワニの涙・アブミ骨筋性耳鳴などがある．

これら後遺症の発症機序の一つとして，麻痺後の神経再生時に本来再生すべきでない隣接する部位に軸索が迷入する神経過誤支配（図1）が病的共同運動発症のメカニズムと考えられている[1]．また，ワニの涙・アブミ骨性耳鳴も同様にこの神経過誤支配が発症メカニズムと考えられている．顔

* Tanabe Makito，〒594-0061 大阪府和泉市弥生町2-14-13 耳鼻咽喉科サージクリニック老木医院（大阪中耳サージセンター）

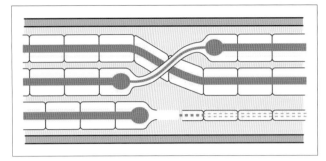

図 1. 神経過誤支配
(村上信五：顔面神経麻痺診療の手引 2011 年版.
金原出版，2011，99 頁より改変)

面神経麻痺発症後約 4 か月で迷入神経を含む再生
神経が顔面表情筋に到達するため，そのころから
病的共同運動の症状が発症し始める．この迷入神
経により顔面のある部位の随意運動や反射的運動
時に，他の部位の不随意運動を伴うのが病的共同
運動の症状である．具体的には，瞬目時に患側の
頬部から口角がピクピク痙攣したように動く，強
閉眼時には口角挙上，頬部の隆起，鼻唇溝が顕著
になるなどである．また，会話時や食事時には患
側の瞼裂狭小化や閉瞼状態となる場合もある．ご
く軽度の病的共同運動であれば気にならないこと
もあるが，中程度以上になると不快感が強くなる．

一方，安静時の患側眼裂狭小化や頬部の引きつ
れ，深い鼻唇溝などの顔面拘縮は，随意および神
経過誤支配による不随意の顔面運動の反復や，麻
痺による顔面神経核の興奮性亢進などによる顔面
表情筋の持続的な緊張亢進と短縮により発症する
と考えられる[2]．病的共同運動や顔面拘縮などの
後遺症は不適切な治療でも増悪する可能性があ
る．麻痺急性期に顔面の粗大な運動の反復や低周
波神経筋電気刺激などを行うと，軸索の迷入およ
び神経の過誤支配が促進され病的共同運動の増悪
につながる．そのため「顔面神経麻痺診療の手引
2011 年版」では，麻痺急性期における顔面表情運
動の練習は避けるべきとされ，低周波神経筋電気
刺激治療は有害とされている[3]．

これら病的共同運動や顔面拘縮といった後遺症
に対してボツリヌス毒素治療がその症状を軽減さ
せることができる．

ボツリヌス毒素

ボツリヌス毒素は食中毒を引き起こすボツリヌ
ス菌（Clostridium botulinum）が産生する毒素で
あり，末梢の神経筋接合部において神経筋伝達を
阻害する（筋弛緩作用）神経毒素である．ボツリヌ
ス毒素は抗原性の違いにより A～G 型までの 7 種
類に分類されており，そのうち現時点では A 型お
よび B 型が臨床応用され保険診療でも使用できる
が，顔面神経領域の治療適応があるのは A 型毒素
のみである．

このボツリヌス毒素の筋弛緩作用を利用して顔
面表情筋の異常運動に対する治療がボツリヌス毒
素治療である．ボツリヌス毒素治療の本来の治療
適応は「片側顔面痙攣」であるが，「広義の片側顔
面痙攣」として病的共同運動の治療に用いられる．
また，顔面拘縮に対しても病的共同運動と同様
に，この筋弛緩作用の効果によって症状の軽減が
期待できる．

ボツリヌス毒素の効果は投与後数日で発現，2
週間ほどでピークに達し 3～4 か月持続したのち
消退する．したがって，ボツリヌス毒素治療は病
的共同運動・顔面拘縮に対する根本治療ではなく
対症療法であることに注意が必要で，症状のコン
トロールに有効であるが反復投与が必要である．
また，ボツリヌス毒素治療の効果は投与後 2 週間
ほど経たないと確認できないため投与直後には追
加投与などの修正が困難であり，適切な投与方法
に至るためには効果を確認のうえ次回以降の治療
で投与方法の修正を重ねる必要がある．

なお，ボツリヌス毒素を使用するためには所定
の講習・実技セミナーを受講する必要があり，1
回の治療ごとに登録が必要である．

診断，適応

顔面神経麻痺の治癒判定は，麻痺の回復および
後遺症の固定を含めて発症後 1 年以降とされてお
り[4]，その時点で前述のような病的共同運動や顔
面拘縮の後遺症症状があれば診断は容易であり，

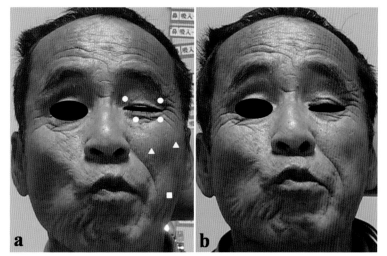

図 2.
ボツリヌス毒素投与部位, 治療前後
の症状
  a:ボツリヌス毒素治療前. ○は
    眼輪筋, △は大・小頬骨筋, □
    は笑筋への投与部位
  b:ボツリヌス毒素治療後. 治療
    後, 瞼裂狭小化は軽減している

ボツリヌス毒素治療の適応になり得る. したがって, ボツリヌス毒素治療の時期も麻痺・後遺症がほぼ固定する麻痺発症後1年以降が望ましい. また, 治療の筋弛緩作用を考慮して残存麻痺が柳原法で30点以上まで回復しているほうが望ましい.

全身性の神経筋接合部の障害をもつ症例(重症筋無力症, ランバート・イートン症候群, 筋萎縮性側索硬化症など)や妊婦(妊娠している可能性のある場合も含む)・授乳婦に対しては禁忌である.

治療の実際・留意点

ボツリヌス毒素そのものの取り扱いについては講習・実技セミナーの資料を熟読されたい.

病的共同運動・顔面拘縮に対するボツリヌス毒素の投与方法は, 後遺症の程度や残存麻痺によって症例ごとに様々であるうえに, 標準的な投与方法が十分に確立されているとはいえず, 施行医師それぞれが工夫しながら治療しているのが現状である[5]. そこで, ボツリヌス毒素治療に際してのポイントを以下に列挙する.

ボツリヌス毒素の筋弛緩作用を利用する治療のため, ごく軽い麻痺を作ることによって後遺症の症状を抑える治療であることを, 治療の前に患者に十分理解・納得してもらう必要がある. 加えて, 対症療法であって根本治療ではないこと, 治療効果は3～4か月持続するが, その後消退するために繰り返し投与が必要であること, 患者により最適な投与方法が違うために治療効果を高めるには治療の継続が必要であること, 高額(自己負担3割の場合, 処置料・薬剤費のみで13,000円前後)であることなども患者に理解・納得してもらうべきである.

病的共同運動・顔面拘縮に対する治療においてボツリヌス毒素の使用量は多くても20単位前後であるため, 1症例につきボツリヌス毒素50単位/瓶を1バイアル準備すればよい.

溶解する生理食塩水を2 mLにすればボツリヌス毒素1単位が0.04 mL, 1 mLにすればボツリヌス毒素1単位が0.02 mLになり, 総投与量に応じて生理食塩水の量を調節する. 注入するための注射器は最小目盛りが0.01 mLのものを使用し, 注射針は30～32 Gを用いる.

顔面表情筋のうち病的共同運動によって不随意に動く筋, あるいは拘縮している筋にボツリヌス毒素を投与(注入)する. 具体的には眼輪筋, 大・小頬骨筋, 笑筋にボツリヌス毒素を注入すれば, 後遺症症状はかなり軽減される(図2). 筆者は眼輪筋には上・下眼瞼のそれぞれ内側と外側の合計4か所, 大・小頬骨筋に1か所ずつ, 笑筋に1か所の合計7か所に注入している[6](図2-a). 注入時に上眼瞼の正中近くにボツリヌス毒素を注入すると上眼瞼挙筋が麻痺し眼瞼下垂を生じるため, 正中から離れた内側と外側に注入するよう注意する. 口輪筋の近くに注入すると口角下垂を生じるため, 大・小頬骨筋や笑筋への注入時にも注意する. 投与の約2週間後に注入部位の後遺症症状の

抑制状態および注入部位以外の後遺症症状などを確認し，次回治療時のボツリヌス毒素注入量の増減，注入部位の追加・削除など投与方法の修正を検討する．

　前述のように，適切なボツリヌス毒素の投与方法は修正しながら探ることが多いため，初回治療時におけるボツリヌス毒素の投与方法は特にわかりにくいことが多い．ボツリヌス毒素の投与量が多すぎると麻痺の症状が再び強くなり，その不快感のため治療の継続に支障をきたすことがある[6]．しかし，顔面神経麻痺後遺症のある症例では麻痺側の正常まで回復した神経線維の数は健常側と比較して少ないと考えられるため，ボツリヌス毒素の効果が強くなりやすいために注意を要する．このため筆者は，特に初回治療時において後遺症の程度と残存麻痺の有無に応じて，ボツリヌス毒素が過量にならないように投与量の目安を設定している[7]．眼輪筋に対しては，眼輪筋に何らかの麻痺が残存(以下，麻痺有)・麻痺後遺症が軽度(以下，後遺症軽度)の症例では合計0～1単位，麻痺有・麻痺後遺症が高度(以下，後遺症高度)の症例では合計2～4単位，麻痺は治癒(以下，麻痺無)・後遺症軽度の症例では合計4単位前後，麻痺無・後遺症高度の症例では合計4～5単位としている．大・小頬骨筋に対しては，後遺症軽度の症例では3単位ずつ，後遺症高度の症例では6単位ずつとし，笑筋へは後遺症軽度の症例では2単位，後遺症高度の症例では4単位としている[5]．初回治療時は上記の目安に基づいて投与し，その効果を基に2回目以降の治療時に修正している．

　このボツリヌス毒素治療の効果が続いている間にリハビリテーションを組み合わせることにより，後遺症そのものを軽減できる可能性も報告されている[8]．

後遺症の評価

　前述のようにボツリヌス毒素投与量の設定やボツリヌス毒素治療の効果判定には，後遺症の程度を把握するための評価法が必要となる．一般的には Sunnybrook 法[9]が使われているが，近年これ以外にも後遺症の評価法が報告されている[10]～[13]．Sunnybrook 法はリハビリテーションの分野で主に使われており，柳原法のようにその場ですぐに評価するのは難しい．筆者は診療中に簡便に評価でき，ボツリヌス毒素治療に反映させることのできるように独自のボツリヌス毒素治療専用の簡易評価法を用いている[14]．評価する部位はボツリヌス毒素治療に対応させるために，ボツリヌス毒素を投与する眼周囲(眼輪筋)，頬部(大・小頬骨筋)，口周囲(笑筋)の3か所に限定し，それぞれの部位で顔面拘縮を評価するための安静時，病的共同運動を評価するための運動時の2つの場面で3か所ずつ，合計6項目の評価とした[14]．各項目の後遺症の程度を，ほぼ正常・軽度・高度の3つに分類し，ボツリヌス毒素投与の目安にしている[5]．

まとめ

　顔面神経の高度麻痺後や不適切な治療後に病的共同運動や顔面拘縮などの後遺症をきたした場合にはボツリヌス毒素治療を行う．ボツリヌス毒素の使用には所定の講習・実技セミナーを受講する必要があり，反復投与が必要など煩雑な面があるが，症状のコントロールには有効である．

参考文献

1) Crumley RL：Mechanisms of synkinesis. Laryngoscope, **89**：1847-1854, 1979.
　Summary　顔面神経麻痺後の病的共同運動の発生メカニズムとして神経過誤支配による不完全な神経再生などが考えられる．
2) 栢森良二：顔面神経麻痺のリハビリテーション．JOHNS, **16**：455-460, 2000.
3) 栢森良二：理学療法．日本顔面神経研究会(編)：83-87，顔面神経麻痺診療の手引2011年版．金原出版, 2011.
　Summary　麻痺急性期に顔面表情筋の粗大で強力な随意運動や低周波神経筋電気刺激治療を行うと病的共同運動が生じやすくなる．
4) 羽藤直人，村上信五：顔面神経麻痺の評価 up-to-date．Facial N Res Jpn, **36**：9-10, 2016.

5）田邉牧人：ボツリヌス毒素治療における工夫. Facial N Res Jpn, 2022. in press.

6）田邉牧人，山本悦生：当院における顔面神経麻痺後の病的共同運動・顔面拘縮の治療. Facial N Res Jpn, **37**：141-143, 2017.
　Summary　ボツリヌス毒素投与量が過量になると再び強くなった麻痺症状のために治療の継続に支障をきたすことがある.

7）田邉牧人，山本悦生：顔面神経麻痺後遺症に対するボツリヌストキシン初回投与量（眼周囲）の検討. Facial N Res Jpn, **38**：142-143, 2018.

8）Azuma T, Nakamura K, Takahashi M, et al：Mirror biofeedback rehabilitation after administration of single-dose botulinum toxin for treatment of facial synkinesis. Otolaryngol Head Neck Surg, **146**：40-45, 2012.
　Summary　ボツリヌス毒素治療後に顔面ミラーバイオフィードバック療法を行うと病的共同運動が軽減する.

9）Ross BG, Fradet G, Nedzelski JM：Development of a sensitive clinical facial grading system. Otolaryngol Head Neck Surg, **114**：380-386, 1996.

10）Nakamura K, Toda N, Sakamaki K, et al：Biofeedback rehabilitation for prevention of synkinesis after facial palsy. Otolaryngol Head Neck Surg, **128**：539-543, 2003.

11）田中一郎：ビデオ画像からのコンピュータ解析による Optical Flow 法を用いた，病的共同運動の評価法. Facial N Res Jpn, **34**：56-58, 2014.

12）小田桐恭子，濱田昌史，塚原桃子ほか：顔面神経麻痺後遺障害評価法. Facial N Res Jpn, **34**：62-64, 2014.

13）飴矢美里，山田啓之，藤原崇志ほか：顔面神経麻痺後遺症のスコア評価. Facial N Res Jpn, **35**：81-83, 2015.

14）田邉牧人，山本悦生，長谷川陽一：顔面神経麻痺後の病的共同運動に対する治療と評価. Facial N Res Jpn, **32**：57-59, 2012.

第 50 回　日本乳腺甲状腺超音波医学会学術集会

会　期：2023 年 5 月 13 日（土）～14 日（日）

オンデマンド配信：2023 年 6 月 1 日（木）～30 日（金）

会　場：都市センターホテル

　　　　〒 102-0093　東京都千代田区平河町 2 丁目 4-1／TEL：03-3265-8211

会　長：北川　亘（伊藤病院 外科）

テーマ：超音波魂で未来をひらく

プログラム〔予定〕：

　特別講演，特別企画，教育セミナー，ライブデモ，委員会・研究部会企画セッション，乳房超音波
　基礎・針生検講習会，甲状腺超音波ガイド下穿刺ハンズオンセミナー，一般演題，共催セミナー等

参加登録受付期間〔予定〕：2023 年 4 月 12 日（水）正午～6 月 30 日（金）正午

ホームページ：https://site2.convention.co.jp/50jabts/index.html

主催事務局：伊藤病院

　　　　〒 150-8308　東京都渋谷区神宮前 4 丁目 3-6

【運営事務局およびお問合せ先】

　第 50 回日本乳腺甲状腺超音波医学会学術集会 運営事務局

　日本コンベンションサービス株式会社 内

　〒 100-0013　東京都千代田区霞が関 1-4-2　大同生命霞が関ビル 14 階

　E-mail：50jabts@convention.co.jp

第 46 回 日本顔面神経学会
テーマ 「すべては笑顔のために」

会　期：2023 年 6 月 2 日（金）・3 日（土）

会　場：千里ライフサイエンスセンター

　　　　〒560-0082　大阪府豊中市新千里東町 1-4-2

　　　　TEL：06-6873-2010（リザベーションオフィス）／URL：https://www.senrilc.co.jp/

会　長：萩森伸一（大阪医科薬科大学　耳鼻咽喉科・頭頸部外科）

開催形態：現地開催

公式ホームページ：https://plaza.umin.ac.jp/fnr46th/

合同開催：2023 年 6 月 3 日（土）　第 32 回日本聴神経腫瘍研究会

　　　　　会長：羽藤直人（愛媛大学医学部　耳鼻咽喉科・頭頸部外科）

プログラム：

　特別講演

　　「Neuromuscular Retraining for Facial Paralysis, Paresis and Synkinesis：State of the Art」

　　Mr. Jackie Diels（OT, Rehabilitation, Facial Retraining, LLC）

　シンポジウム 1

　　「表情筋運動評価のコツ―検者間の差ゼロを目指して―」

　シンポジウム 2

　　「治らなかった麻痺を治す！」

　パネルディスカッション 1

　　「顔面神経麻痺診療―すべては笑顔のために―

　　　　～他科の先生・コメディカルの方に訊きたいこと，お願いしたいこと～」

　パネルディスカッション 2

　　「顔面神経手術―私のチャレンジ―」

　パネルディスカッション 3

　　「顔面神経減荷術を知り尽くす！」

　パネルディスカッション 4

　　「静的再建・動的再建～伝えたい私の手術のコツ～」

　教育セミナー 1

　　「顔面神経麻痺診療ガイドライン 2023―エビデンスに基づく診療の普及に向けて―」

　教育セミナー 2

　　「顔面けいれんを治療する」

　手術手技セミナー

　　「あなたの手術，アドバイスします」（耳科，形成外科，脳神経外科手術．応募制）

　　その他，日韓セッション，ENoG ハンズオンセミナー，ランチョンセミナー，一般口演を予定

会場整理費：医師：15,000 円

　　　　　　　※合同開催の第 32 回日本聴神経腫瘍研究会（2023 年 6 月 3 日（土）開催）にも参加する

　　　　　　　　場合は 18,000 円

　　　　　　　医師以外：10,000 円

　　　　　　　初期研修医・学生：無料（施設の証明または学生証が必要）

※第 46 回日本顔面神経学会参加者は，第 13 回顔面神経麻痺リハビリテーション技術講習会（2023 年
6 月 1 日（木）開催）の参加費は不要です（但し事前登録要）．詳細は本学会ホームページ（https://
plaza.umin.ac.jp/fnr46th/）および日本顔面神経学会ホームページ（https://jsfnr.org/）をご覧下さい．

【運営事務局】　株式会社協同コンベンションサービス

　　　　　　　〒170-0013　東京都豊島区東池袋 1 丁目 34 番 5 号　いちご東池袋ビル

　　　　　　　池袋アントレサロン

　　　　　　　TEL：080-3592-3750／FAX：03-4586-7162／E-mail：hyamazaki@kyodo-cs.com

【事務局】　大阪医科薬科大学　耳鼻咽喉科・頭頸部外科

　　　　　　〒569-8686　大阪府高槻市大学町 2 番 7 号

　　　　　　TEL：072-683-1221／FAX：072-684-6539／E-mail：46fnr@ompu.ac.jp

　　　　　　事務局長：綾仁悠介

FAX による注文・住所変更届け

改定：2015 年 1 月

毎度ご購読いただきましてありがとうございます．

読者の皆様方に小社の本をより確実にお届けさせていただくために，FAX でのご注文・住所変更届けを受けつけております．この機会に是非ご利用ください．

◎ご利用方法

FAX 専用注文書・住所変更届は，そのまま切り離して FAX 用紙としてご利用ください．また，注文の場合手続き終了後，ご購入商品と郵便振替用紙を同封してお送りいたします．**代金が 5,000 円をこえる場合，代金引換便とさせて頂きます．**その他，申し込み・変更届けの方法は電話，郵便はがきも同様です．

◎代金引換について

本の代金が 5,000 円をこえる場合，代金引換とさせて頂きます．配達員が商品をお届けした際に，現金またはクレジットカード・デビットカードにて代金を配達員にお支払い下さい（本の代金＋消費税＋送料）．（※年間定期購読と同時に 5,000 円をこえるご注文を頂いた場合は代金引換とはなりません．郵便振替用紙を同封して発送いたします．代金後払いという形になります．送料は定期購読を含むご注文の場合は頂きません）

◎年間定期購読のお申し込みについて

年間定期購読は，1 年分を前金で頂いておりますため，代金引換とはなりません．郵便振替用紙を本と同封または別送いたします．送料無料，また何月号からでもお申込み頂けます．

毎年末，次年度定期購読のご案内をお送りいたしますので，定期購読更新のお手間が非常に少なく済みます．

◎住所変更届けについて

年間購読をお申し込みされております方は，その期間中お届け先が変更します際，必ずご連絡下さいますようよろしくお願い致します．

◎取消，変更について

取消，変更につきましては，お早めに FAX，お電話でお知らせ下さい．

返品は，原則として受けつけておりませんが，返品の場合の郵送料はお客様負担とさせていただきます．その際は必ず小社へご連絡ください．

◎ご送本について

ご送本につきましては，ご注文がありましてから約 1 週間前後とみていただきたいと思います．お急ぎの方は，ご注文の際にその旨をご記入ください．至急送らせていただきます．2〜3 日でお手元に届くように手配いたします．

◎個人情報の利用目的

お客様から収集させていただいた個人情報，ご注文情報は本サービスを提供する目的（本の発送，ご注文内容の確認，問い合わせに対しての回答等）以外には利用することはございません．

その他，ご不明な点は小社までご連絡ください．

株式会社 **全日本病院出版会**

〒113-0033 東京都文京区本郷 3-16-4-7 F

電話 03(5689)5989　FAX03(5689)8030　郵便振替口座 00160-9-58753

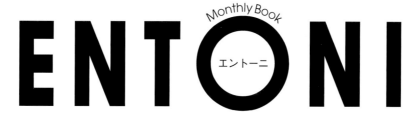

Monthly Book

ENTONI
エントーニ

FAX 専用注文書

「Monthly Book ENTONI」誌のご注文の際は，このFAX専用注文書もご利用頂けます．また電話でのお申し込みも受け付けております．
毎月確実に入手したい方には年間購読申し込みをお勧めいたします．また各号1冊からの注文もできますので，お気軽にお問い合わせください．

バックナンバー合計
5,000円以上のご注文
は代金引換発送

―お問い合わせ先―
㈱全日本病院出版会　営業部
電話　03(5689)5989　　FAX　03(5689)8030

☐ **年間定期購読申し込み　No.　　から**

☐ **バックナンバー申し込み**

No.	－	冊	No.	－	冊	No.	－	冊	No.	－	冊
No.	－	冊	No.	－	冊	No.	－	冊	No.	－	冊
No.	－	冊	No.	－	冊	No.	－	冊	No.	－	冊
No.	－	冊	No.	－	冊	No.	－	冊	No.	－	冊

☐ **他誌ご注文**

	冊		冊

お名前	フリガナ 　　　　　　　　　　　　　　　印	電話番号

ご送付先	〒　　－ ☐自宅　　☐お勤め先

領収書　　無　・　有　（宛名：　　　　　　　　　　　　　　）

FAX 03-5689-8030 全日本病院出版会行

FAX 03-5689-8030
全日本病院出版会行

年　月　日

住所変更届け

お名前	フリガナ
お客様番号	／ 毎回お送りしています封筒のお名前の右上に印字されております8ケタの番号をご記入下さい。
新お届け先	〒　都道府県
新電話番号	（　）
変更日付	年　月　日より ／ 月号より
旧お届け先	〒

※ 年間購読を注文されております雑誌・書籍名に✓を付けて下さい。

☐ Monthly Book Orthopaedics（月刊誌）
☐ Monthly Book Derma.（月刊誌）
☐ Monthly Book Medical Rehabilitation（月刊誌）
☐ Monthly Book ENTONI（月刊誌）
☐ PEPARS（月刊誌）
☐ Monthly Book OCULISTA（月刊誌）

FAX 03-5689-8030
全日本病院出版会行

通常号⇒ No.278 まで　本体 2,500 円＋税
　　　　　No.279 以降　本体 2,600 円＋税
※その他のバックナンバー，各目次等
　の詳しい内容は HP
　（www.zenniti.com）をご覧下さい.

編集顧問：	本庄　巖	京都大学名誉教授
	小林　俊光	仙塩利府病院 耳科手術センター長
編集主幹：	曾根 三千彦	名古屋大学教授
	香取　幸夫	東北大学教授

No. 282　編集企画：
　萩森伸一　大阪医科薬科大学専門教授

Monthly Book ENTONI　No.282

2023 年 4 月 15 日発行（毎月 1 回 15 日発行）

定価は表紙に表示してあります．

Printed in Japan

発行者　　末　定　広　光

発行所　　株式会社　全日本病院出版会

〒 113-0033 東京都文京区本郷 3 丁目 16 番 4 号 7 階
　　　　　電話（03）5689-5989　Fax（03）5689-8030
　　　　　郵便振替口座 00160-9-58753

印刷・製本　三報社印刷株式会社　　　電話（03）3637-0005
広告取扱店　株式会社文京メディカル　電話（03）3817-8036